David Sonntag.

이 책 보시고
늘 건강하소서!...

Be happy in the graceful
Light of Jesus!...

2007. 10月
주는이 道光.

신비의
토리노 성의,
현대병 고친다

차 례

부록 主 기도문 풀어서 말씀을 새겨본다

토리노 성의(聖衣)를 아십니까

예수님의 시신을 감쌌다는 아주 오래된 세마포를 가리키는데, 1300년대에 그 존재가 확인돼 현재 이탈리아 토리노 성당에 보관 중이어서 세칭 '토리노 성의'로 통합니다.

일반에게 공개되기도 했고, 1988년에는 방사성탄소연대 측정법이란 것에 의해 그 옷감이 중세기 때의 것이라는 주장이 나와 진위논란이 되기도 했습니다. 2000년도에는 미국에서 'The Shroud of Turin'이란 제목으로 다큐멘터리가 제작 · 방송되어 큰 화제를 일으켰습니다.

지금 이 토리노 성의는 누구나 쉽게 접근할 수가 없습니다. 그런데 이 책이 놀라운 것은 토리노 성의 그 자체가 아니라 그 사진에서 엄청난 에너지가 방사된다는 사실입니다. 누구나 이 사진 위에 손을 대고 오-링(O-ring) 테스트를 해보면 자신도 모르게 손가락의 힘이 강해지는 것을 느낄 수 있습니다.

지금 이순간 이 책의 표지 사진을 보고 그 위에 손을 얹고 오-링(O-ring) 테스트를 해 보십시오. 독자 여러분 스스로 깜짝 놀랄만한 힘의 변화를 느낄 수 있을 것입니다.

이런 발견을 해낸 이는 의사인 이의원 원장입니다. 그는 어느날 예수님을 향한 간절한 기도 끝에 토리노 성의를 떠올리고 그 아래에 물고기 그림을 그려넣자 그 사진에서 엄청난 빛의 에너지가 솟구침을 발견했습니다. 그리고 그 에너지는 난치병을 비롯해서 각종 현대병을 치유하는데 놀라운 효과가 있음을 알게 되었습니다.

'큰얼기획'은 청소년잡지 '큰바위 얼굴'을 창간하면서 도서출판 일도 함께 시작하였습니다. 오랜 검토 끝에 그 첫 작품으로 이의원 원장의 저서를 출판키로 결정하였습니다.

이의원 원장은 오늘날의 각종 질병은 내 몸안의 생명전기가 파괴된 결과라고 말합니다. 그리고 그 고통들이 토리노 성의를 통한 '예수님 빛의 힘'으로 치유된다고 밝힙니다.

"빛을 따르고, 빛의 자녀가 되라…"고 가르치신 예수님의 빛이 그냥 추상적이고 상징적인 의미가 아니라 구체적이고 사실적인 생명의 빛이라는 사실로 다가오게 하는 것입니다.

"아버지 뜻이 하늘에서 이루어지듯이 땅에서 이루어지소서."하는 기도처럼 이 책이 독자들에게 생명의 희망이 되기를 기대합니다.

2007년 5월

발행인 강 지 원

WBS R. 좋은세상만들기, 강지원입니다
KTV 강지원의 정책데이트 진행
변호사

*
권_해_드_리_는_글

나는 빛의 치유를 체험했다

저자는 나의 주치의이자 오랜 친구이다. 경기 중학교때 같은 반에서 만난 후 45년 이상 교우를 이어온 사이이다. 짧지 않은 세월 동안 그는 때때로 나를 놀라게 했다.

저자는 서울대 화공과를 졸업한 후 제 몸의 병을 고쳐보겠다고 침술을 공부하더니 아예 침술원을 차린 적도 있다. 그 후 브라질로 훌쩍 떠나더니 여러 해 후 의사가 되어 돌아와 또 놀라게 했다.

난치병을 극복하려면 생명력의 뿌리를 살리는 길을 찾아야 한다며 정진하더니 체질의학, 기의학 관련 책을 출간하기도 했다. 또한 그의 치료방법이 특이한 나머지 친구들 사이에는 '李 박사' 대신에 '李 도사'라고 불리어진다.

그의 진료 가운데 특히 내가 좋아했던 치료법은 바로 이 책의 주제가 되어 있는 '토리노 성의' 치료였다.

나 자신 계속되는 과로로 몸이 땅속으로 꺼지는 듯 싶을 때 그 치료를 받으면 머리가 맑아지고 눈이 밝아지고 몸이 가벼워지는 것을 곧바로 느끼곤 했다.

처음에는 뭔지도 모르고 그냥 하라는 대로 바라보기만 했는데 엄청난 파워가 느껴졌다. 그게 뭐냐고 물으니 바로 토리노 성의 예수님 빛을 이용한 치료법이란다.

겉으로 보기에는 조그만 토리노 성의 축소판 사진과 그 주위에 무지개빛 테두리를 두른 것이었다. 그런데 희한하게도 거기서 엄청난 기운이 나온다. 오-링 (O-ring) 테스트를 해보니 손가락 끝의 기운이 평소보다 몇 배는 더 강해진 듯 싶었다.

이 신기한 토리노 성의 치료로 나의 기운을 재충전하지 않았다면 지난 해 일년간 CTS 기독교 TV를 통해 방영한 '대한민국 죽은 영어 살리기' 100회 특강을 감당해 내기가 불가능했을 것이다.

한편, 내 몸으로 토리노 성의 빛 치유 효과를 느끼다 보니 전에는 그냥 신학적으로만 읽던 요한복음 1장이 새로운 의미로 다가 오게 되었다.

첫째, 그 분을 통해서 만물이 만들어졌다. (Through him all things were made)

둘째, 그 분 안에 생명이 있었다. (In him was life)

셋째, 그 생명이 인간의 빛이었다. (That life was the light of men)

넷째, 그 빛이 어둠에 비추었으나, 어둠은 그 빛을 몰랐다. (The light shines in the darkness, but the darkness has not understood it)

요약하면 "세상만물을 만들고 생명을 주신 분이 바로 예수님이며, 그 분 자신이 생명이고, 그 생명이 인간에게 빛으로 비추이지만, 어둠 속의 인간들은 그 빛을 깨닫지 못한다."는 말씀이다. 전에는 이 '빛'이라는 말이 그냥 은유적으로 쓰인 것이라고 생각했었는데. 막상 그 토리노 성의를 이용한 예수님 빛 치료의 효과를 보면서 "예수님이 수많은 사람을 치료하던 것이 바로 이 '치유의 빛'이 아니었을까?"하는 생각도 갖게 되었다.

이번에 이 책을 통하여 토리노 성의와 그 빛에 관해 치유의 관점에서 접근해 보는 것은 매우 중요한 일이라고 생각된다. 이를 계기로 토리노 성의와 그 빛에 관한 활발한 토론과 연구가 일어나서 많은 사람들이 질병의 고통에서 벗어남은 물론, 성서에 언급되는 빛의 실상을 좀 더 알 수있게 되기를 바란다.

2007년 4월

정 철

정철어학원 대표

CTS 기독교TV 죽은 영어 살리기 진행자

*
머 _ 리 _ 말

토리노 성의 생명의 빛을 비추다

1. 이 책은 난치병의 근본 원인과 치료법을 찾아서 동서의학은 물론 마음 공부와 氣수련, 그리고 영혼의 세계까지 들어갈 수 밖에 없었던 한 의사의 체험을 기록한 것입니다.

모든 난치병은 우리 몸에 흐르는 생명전기가 고갈되는 데서 온다는 사실. 그 생명전기를 재충전하려면 땅에서 나는 좋은 음식물이나 약물 외에 하늘에서 오는 좋은 빛을 받아야 한다는 사실을 깨닫게 된 것입니다.

하늘에서 쏟아지는 빛에는 여러 종류가 있어서 사람을 죽이는 살인 광선이 있는가 하면 생명을 살리는 생명의 빛이 함께 있습니다. 그 빛은 어둠이나 악에 반대되는 추상적 의미를 넘어서 병든 이의 생명을 살리는 빛입니다.

이 생명의 빛 가운데 신이 계시고 그 빛을 증거하러 오신 이가 예수 그리스도라고 사도 요한은 그의 복음서에서 말합니다.

필자는 오랜 탐구의 생활 속에서 우여곡절 끝에 토리노 성의에 나타난 예수님 형상을 통해 생명의 빛이 집중되어 나타남을 알게 되었습니다. 이 책에는 그 빛으로 난치병을 치료하게 되었다는 임상체험이자 동시에 신비체험을 말하고 있습니다.

2. 세상에는 예수님에 대한 설교나 글도 많지만 대부분은 예수님의 본질 자체에 대해서 말하기보다는 예수님을 이루고 있는 여러 가지 요소들에 대해 더 많은 말을 하도록 되어 있습니다.

어떤 이는 예수님에 대한 믿음의 필요성에 대해 말하고, 또 어떤 이는 예수님의 능력과 유익함에 대해 말하거나, 예수님의 가르침 가운데 회개, 겸손, 화해, 용서, 순수, 사랑 등에 대해 이야기 합니다.

이는 그들의 생각이 예수님에 대한 살아있는 체험보다는 논리적인 사변과 이성에 의존하기 때문이며, 설령 누군가 강렬한 체험을 하더라도 그 체험 자체를 다른 이들로 하여금 느끼게 한다는 것이 거의 불가능하기 때문에 어쩔 수 없는 것입니다.

결국 예수님 자체를 직접 알거나 느끼는 방법에 있어서는 시원한 답을 얻어 내기가 매우 어려운 것이 우리의 현실입니다.

3. 그러나 이런 문제를 극복하려면 사변적인 지성을 넘어서는 신비적인 통찰과 체험이 필요합니다. 신비적인 통찰이란, 성서의 가르침대로, 네 모든 영혼(soul)과, 생각(understanding), 그리고 모든 힘(force)과 마음(heart)을 모아서 하나님을 섬기는 가운데 신성의 본질을 알고 깨닫게 되는 것입니다.

예수님은 하나님 나라를 말로 설명하는데 한계를 느끼시고, 병자를 치유하고 이적을 행하셨습니다. 그럼에도 그 현상이 무엇을 뜻하는지를 알지 못하는 대중들에게 여러 비유를 들어 설명하시고 못내 아쉬워 마지막으로 한 번 더 강조하셨습니다.

"…내말을 들을 귀 있는자는 들을 것이요!… 알수있는 자는 알것이다!"

이 말씀이 바로 이성적 판단을 넘어서 신비적 통찰을 기대하신 것입니다. 바로 이런 이성적 판단을 넘어서 신비적 통찰에 가까이 가는 방법으로 필자는 토리노 성의에서 느낄 수 있는 '예수님 빛'에 관해 알리고자 합니다.

4. 이 책에 소개되는 토리노 성의 예수님 형상에는 신성의 빛(또는 기운)이 서려있습니다. 그 빛은 일상의 눈에 보이는 반짝거림은 아니지만 사람들의 생명을 살리는 생명의 빛입니다. 그 빛에는 우리 몸의 생명전기(기력)를 충전해 주는 특별한 힘이 있습니다.

따라서 토리노 성의 예수님 형상을 눈으로 보거나 손을 대면 그 즉시로 우리 몸 안의 생명전기, 즉 기력이 샘솟는 현상을 간단한 테스트로 체험할 수 있습니다.

사람이 생명전기가 다하면 지치고 병들고 기력이 쇄진하게 됩니다. 숟가락 들고서 밥먹을 기력조차 없게 되고 마침내 숨 쉴 기력마저 다하면 숨지게 됩니다. 죽는 것입니다.

토리노 성의에는 지친 사람으로 하여금 숟가락을 들 수 있는 기운과 숨을 쉴 수 있는 기력을 되살려 주는 힘이 있습니다.

그것은 우리 몸의 생명력을 재충전시켜주는 생명의 빛 입니다.

이 책은 그 빛이 사실임과 지금 여기에 와 있음을 알리기 위한 것입니다. 결국 신성한 힘이란 알 수 있는 자만이 알 것이요 느낄 수 있는 자만이 느끼는 것입니다.

이 책을 통해 독자들은 자기 몸으로 예수님의 실체와 거기에 함께하는 신성의 힘을 느끼고, 건강해질 수 있습니다. 더 나아가서는 예수님과 그를 보내신 아버지 앞에 한 걸음 다가서는 신비적 통찰과 체험의 기회가 되기 바랍니다.

2007년 4월

글쓴이 이 의 원

聖

"신성한 힘이란

알 수 있는 자만이

알 것이요,

느낄 수 있는 자만이

느끼는 것입니다."

01

토리노 성의에서 예수님 빛(기운)을 보다

*

별난 치료를 하는 의사

평소 암을 비롯한 면역성 질환이나 신경성 질환 등의 난치병치료에 노력을 해오던 나로서는 동・서의학은 물론이고 대체의학까지 섭렵하게 되었고, 더 나아가서 인간의 氣작용이나 정신과 영혼의 문제까지 깊숙히 들어가지 않을 수가 없었다.

그 결과 기존의 의학이 잘 모르는 중요한 사실을 한가지 깨닫게 되었다.

우리 몸에는 입으로 먹는 음식물이나 숨쉬는 산소보다 더 중요한 것이 있다.

그것은 바로 몸에 흐르는 전기 에너지이다. 몸 안의 전기 에너지란 무엇일까?

우리 몸을 자동차에 비유해 보자.

차의 엔진, 가솔린, 공기, 냉각수 등이 다 완전해도 배터리 전기가 소진되면 차는 엔진 발동이 걸리지 않고 움직이지 못한다.

라이트를 켜도 불빛이 흐려서 앞을 제대로 보지 못한다.

우리 몸도 마찬가지이다. 몸안의 전기 에너지가 떨어지면 기운이 나지를 않는다. 아침에 일어나기가 힘들다. 늘 피로

하고 무기력해진다. 기분이 우울해지고 정신력이 약해지고 신경증 병이 나타난다. 한편 저항력이 약해져서 면역성 질환인 알러지나 암 등의 난치병에 걸린다.

이렇게 중요한 생체전기에는 디지털과 아날로그의 두 종류가 있다. 디지털 생체전기는 뇌전도, 심전도, 근전도 등의 검사에서 나타나는 것이다.

반면 아날로그 생체전기는 너무도 미세하여 일반적인 병원 검사로는 잡히지가 않는다.

아날로그 생체전기의 흐름에서 방사되는 자기장을 최근 들어 생체물리학자들이 최첨단 장비로 측정한 결과 지구자가장의 천만분의 일 정도로 미약한 것임을 밝혀낸 바 있다.

이렇게 미세하지만 분명히 살아 움직이는 아날로그 생체전기의 작용을 예로부터 동양에서는 기(氣)라고 불러 왔고, 서양에서는 종교적인 신비의 영역 안에서 인간에게 작용하는 신성한 영적인 힘으로 보았던 것이다.

자동차의 배터리 전기가 다 소진되면 새 차라도 죽은 차가 되듯이 인간도 생체전기가 다 소진되면 겉보기는 멀쩡해도 이미 산 송장이나 다름없다.

이렇게 전기에너지가 꺼져가는 산 송장을 두고서 허준은 동의보감에서 행시(行屍 : 걸어 다니는 시체)라고 했으며 서양사람들은 워킹 데드맨(walking dead man : 걸어다니는 죽은 사람)이라고 부른다.

현대인은 옛날처럼 굶주리고 헐벗어서 병들지 않는다. 그보다는 스트레스, 긴장, 화냄, 컴퓨터, 휴대폰 등의 유해 전자파 등으로 생체전기가 소진되고 그 결과로 면역력이나 정신력이 무너지고 난치병이 걸리고 낫지를 않게 되는 것이다.

태초에 흙으로 인간을 빚으시고 하나님이 입김을 불어서 생기를 넣으니 산 사람으로 변했다고 성서에 전한다.

하나님(또는 자연)으로부터 받고 태어난 생기(또는 생체전기 에너지)를 어떻게 하면 잘 유지하고 재충전 받으며 늘 생기 넘치고 건강한 사람이 될 수 있는가?… 그리하면 병든 이에게 근본적인 치유의 길을 찾아 줄 수 있지 않을까?… 이런 화두를 잡고 한평생 의사 생활을 해오던 터였다.

따라서 나는 진료실에서 전자기장을 이용한 치료법, 빛을 이용한 치료법 등으로 생체전기를 살리려고 시도해 보았고 좋은 천연 약재나 침술을 통한 시도 끝에 아예 한방, 양방 협

진클리닉을 하게 되었다.

또 한편 호흡, 명상 수련이나 氣치료를 연구 · 도입해 왔고 마침내 마음 공부, 종교적인 수행, 기도 등을 통해 환자들의 마음과 생각을 좋게 하여 생체전기 에너지를 활성화시키려는 노력까지도 할 수 밖에 없었다.

환자들의 꺼져가는 생명전기를 살려내기 위해서 동서고금의 모든 방법들을 총동원하는 별난 의사가 되어 버린 것이다.

*
암투병 여고생과의 운명같은 만남

어느날 핏기가 전혀 없이 창백한 얼굴에 눈망울만 크고 맑은 여고 1년생이 찾아 왔다. 임파암이 커져서 아랫배에 멜론만한 혹이 만져지고 복수까지 차올라서 임산부의 배처럼 부풀어 있었다.

암센터에서 1년 이상 항암 치료 등을 해도 효과를 못 보고 더욱 악화되어 기도원에 가게 되었단다. 수개월간 안수받고 기도를 하던 중 호전이 되는 기색이 전혀 없이 병세가 악화되자 결국은 기도원 사람들로부터 믿음이 약해서 치유가 되지않는다고 '부적격 판정(?)' 만 받고 오게 되었단다.

이제는 복수도 제법 차오르고 빈혈이 심해 거동이 힘들고,

암부위 통증도 심해졌다는 것이다.

그 여고생의 몸은 이미 죽음의 그림자가 다가오고 있었으나 나이가 한창때라서일까 얼굴만 보면 병든 아이같지 않았다. 착하고 가녀린 소녀의 고운 태가 살아 있었다.

*

"죽는 건 괜찮은데 지옥갈까 무서워요."

치료를 시작한 후 나날이 그 소녀의 통증이 호전되어 가며 먹는 것도 나아지고 잠도 잘 자게 되었다.

그러던 어느날 치료 도중 그 소녀가 문득 내게 말을 걸었다.

"선생님, 뭐 하나 물어봐도 되요?…"

"그럼, 뭐가 궁금한데?…"

"기도원에서는 제 병이 낫지 않는 것이 믿음이 부족하기 때문이라고 했는데요. 이러다가 죽어서 천당에 못가고 지옥으로 떨어지면 어떻해요? 믿지 않는 사람들은 다 지옥간다고 하던데…"

"얘야, 천당가고 지옥가는 것은 네가 걱정할 일이 아니다. 하나님이 다 알아서 해주실거다. 그리고 세상에서 고통을 많이 받은 사람, 어릴 때 일찍 죽은 사람은 특별히 하나님이 사랑하신단다. 그러니 아무 걱정 마라!"

"선생님, 그래도 저는 무서워요. 죽는 것보다 죽어서 지옥 갈까봐 정말로 무서워요. 저희 학교가 기독교 학교라서 성경공부도 열심히 했는데…"

"얘야, 보통 사람들이 하나님에 대한 믿음이 부족하니까 예수님께서 도와 주려고 오신 거란다. 그러니까 예수님 이름으로 기도를 드리면 네가 원하는 대로 천국으로 가게 된단다…"

그 아이는 나를 잠시 바라보더니 말을 이었다.

"선생님, 제가 매일같이 예수님 이름으로 병을 낫게 해달라고 기도 드린 게 2년도 더 되요. 그런데 날이 갈수록 병은 더 나빠지고 있잖아요. 정말 예수님이 제 기도를 듣고 계신 걸까요?"

할 말을 찾지 못한 나는 그 아이의 눈을 들여다 보았다. 그 아이의 눈빛은 이미 열 다섯 나이의 소녀가 아니었다. 오랜 시간을 힘겹게 암치료를 받으며 많은 고통을 참고 견뎌온 피곤이 드리워져 있었다.

죽음을 예감하는 영혼의 떨림이 그 아이의 두 눈에서 이미 비쳐 보였다.

내가 대답을 찾는 사이 아이가 또 물었다.

"선생님은 예수님이 모든 이들의 기도를 듣고 계신다고 생각하세요?"

나는 엉겁결에 대답했다.

"물론이지. 물론이고 말고!… 예수님은 당신을 찾는 모든 이들의 기도를 듣고 계시지… 그러니까 예수님 이름으로 기도를 더 계속해봐요."

그 아이는 아무 대답없이 나를 물끄러미 바라 볼 뿐이었다.

*

해답이 안보일 때 드리는 기도

나는 그 날부터 밤마다 명상기도 시간을 길게 가졌다.

무언가를 해야겠다는 절박함이 생겼기 때문이다.

오래전부터 잘 치유되지 않는 질병으로 고통 속에 절망하는 환자들을 볼 때면 "이건 아니다!" 싶은 생각에 하늘을 쳐다보던 순간들이 많이 있었다. 그러나 이제는 답답함과 연민을 지나 분노가 치밀었다.

인간과 세상을 만드신 분이 문제만 주시고 해답을 감출리는 없을 것이다.

우리 눈이 어두워서 그 해답을 못찾는 것 뿐이라고 믿어 왔던 나의 마음이 흔들리고 있었다. 그러던 어느날 나는 하늘

앞에 혼자 서려고 한밤 중에 뒷산으로 올라갔다. 산 중턱 무덤가에 앉아 긴 시간 기도를 드렸다.

나의 기도 방식은 때에 따라서 차이가 있다.

무언가를 소망하고 하나님께 청하고 싶을 때는 다음 말씀을 수 없이 반복 암송한다.

"구하라 얻을 것이요. 두드리라 열릴 것이요. 아버지께서 나의 이름으로 간구하는 모든 것을 너희에게 주실 것이니라…"

한동안 암송기도를 하노라면 문득 정신이 맑아지고 눈 앞이 밝아지며 내가 진정으로 원하는 것, 필요한 것이 무엇인지 분명해진다. 그 때 그것을 달라고 하나님께 청하는 기도를 드리게 된다.

이렇게 간청하는 기도를 소리내어 하노라면 두 눈의 시선은 하늘을 향해 올라가게 되고 머리를 쳐 든 자세로 두 손을 모으게 된다. 생각이 잘 정리된 기도란 길지가 않다. 길어야 5분이고, 5분이면 더 드릴 말씀이 없다. 때로는 같은 기도를 두차례 반복하므로 하나님께 다짐을 하듯 간청하는 경우도 있다.

그렇게 하고도 마음에 충족함이 없으면 기도 방식을 조금

바꾸어서 더 계속한다.

“하나님 너희 아버지께서는 너희가 구하기 전에 너희에게 필요한 것이 무엇인지를 알고 계신다. (마태 6:8)”

이 말씀을 암송하면서 그대로 눌러 앉아 있는 것이다. 때로는 베드로를 생각하기도 한다.

예수께서 잡혀가신 후 베드로는 살아남기 위해 예수님을 모른다고 세 번이나 부정하고 다녔다. 그 후 부활하신 예수님이 베드로를 다시 만났을 때, 예수님은 베드로에게 세 차례나 반복해서 물으셨다.

“네가 나를 사랑하느냐?…”

세 번째 같은 질문에 베드로는 더 대답할 말을 찾지 못했다. 마침내 그는 슬퍼서 울먹이듯 말했다.

“주님, 주님께서는 모든 일을 알고 계십니다.

그러니 제가 주님을 사랑한다는 것을 모르실 리가 없습니다! (요한 21:17)”

그 당시 베드로의 절실한 심정을 헤아리며 나는 기도한다.

“주님! 저의 마음을 아시지요?”

그렇게 기도 드릴 때면 머리를 바로 세우게 되고 시선이 아래쪽으로 멀어지게 되어 명상을 하는 자세로 돌부처처럼 앉아 있게 되는 것이다.

호흡은 저절로 리드미컬하게 복식호흡이 이루어지며 잔잔한 물결같은 흐름이 고요하게 온몸으로 퍼지는 것을 느끼게 된다.

그렇게 기도 삼매경에 빠져 시간을 떨구다 보면 이제는 하나님께서 내 마음을 알아주셨겠다 싶어지며 홀가분한 몸과 마음으로 자리를 뜨는 것이 보통이다.

나는 심신이 새롭게 충전되어진 느낌이 들며 이제는 새로운 지혜와 용기로 현실을 잘 헤쳐갈 수 있다는 확신에 가득 차게 됨을 본다.

*

석고대죄 하듯 혼신을 다해 기도

그러나 그 날 밤 산기도는 그렇게 되지가 않았다.

잔잔한 물결이 흐르는 듯한 느낌이 때로 끊어지며 심신이 거북하고 불편해지는 것이었다. 내 안의 무언가가 쉽게 정리되거나 가라앉지 않는 듯 했다.

그럴때면 주기도문을 암송하고 끝내던가 아니면 더 깊은 기도로 들어가는 수밖에 없다. 언어로 된 마음의 기도가 아니고 몸뚱이마저 내던지는 영육(靈肉)의 기도랄까?…

나는 몸을 곧추 세우고 앉은 방향을 좌우로 천천히 돌아보며 숨을 크게 쉬었다. 그러다보면 어떤 방향으로 돌아앉는 순간 가벼운 전기 감전 같이 찌릿한 느낌이 들며 숨통이 터지는 듯한 시원함이 뒤따른다.

우리가 숨쉬는 대기 안에는 신성한 기운의 흐름이 실제로 있다. 깊은 기도란 그 흐름 안으로 들어가는 것이다.

옛날 침법에 환자에 따라 침을 놓는 시간과 방위가 있듯이 기도에도 그런 것이 있음을 깨닫게 되었기 때문이다.

그 방향으로 자세를 바로 잡고 앉으면 몸의 느낌이 달라진다.

훨씬 더 강력한 흐름이 온몸을 감싸는 느낌이다. 부드러운 물흐름 같던 것이 점차로 기름같은 점액질의 액체로 변하여 머릿속에서 소용돌이를 치면서 몸 아래로 흘러내리는 기분이다.

머릿속이 꽉차고 옥죄는 느낌이 강해지면서 하늘의 무게가 느껴지는 듯 머리는 저절로 아래쪽 땅을 향하게 된다. 나도 모르게 절하는 듯이 엎드리는 자세가 된다.

마치 석고대죄를 하는 죄인처럼 엎드려 비는 꼴이 되고 만다.

그런 자세로 있다 보면 온몸에 힘이 들어가고 몸이 마음대로 움직이지 않는 상태가 된다. 머리 속에 옥죄는 느낌이 강해지면 아무 생각을 할 수가 없다. 정신이 아득해지며 그대로 잠에 빠질 듯, 정신을 잃을 듯 가물가물해진다.

단지 깨어 있기 위해서 혼신의 힘을 다해야 하는 것이다. 이마에는 진땀이 흐르는데, 더듬더듬 기도를 했다.

"아버지 하나님… 인간의 의술로도… 어찌하지 못하고… 신유(神癒)의 은사(恩賜)도… 받지 못한채… 짐승보다… 더 힘들게 죽어가는… 사람들을… 불쌍히 여기소서…"

기도를 드리다 보면 스스로 감정이 복받쳐서인지 머리 속이 더욱 옥죄고 눈물이 난다. 정신이 가물거리고 이러다가 내 몸이 상할 것 같은 두려움이 들기도 한다. 기도를 더하는 수 밖에 없다.

"…주 예수 그리스도… 우리에게 자비를 베푸소서!…

…우리에게… 자비를 베푸소서!…

…우 · 리 · 에 · 게… 자 · 비 · 를… 베 · 푸 · 소 · 서!…"

*
비몽사몽간에 보인 예수님 형상

그렇게 시간이 얼마나 지났을까?

차가운 산바람에 문득 정신이 들었다. 태풍이 지나간 듯한 머리 속으로 흑백사진 같은 형상이 떠오른다.

그것은 토리노 성의(聖衣) 사진에 나타난 예수님 형상이었다. 하도 답답한 마음에 예수님 형상을 무의식 중에 떠올린 게 아닐까 하는 생각이 들었다.

그 순간 예수님 형상이 환하게 밝아지는 듯 싶더니 그 주위로 무지개 같은 빛이 감도는 것이었다. "이게 뭘까?"하는 순간 눈이 떠졌다. 주위를 둘러보니 무덤가 소나무들이 여전히 거기에 서 있다.

밤새 찬이슬 맞으며 기도를 한 것인지 꿈을 꾼 것인지 알 수가 없었다. 너무 힘들고 지쳐서 집을 향해 걸었다.

새벽이 오는지 내려오는 산 길이 잘 보였다. 걸으며 생각했다. 깨어 기도하지 못하고 잠이 들었던 건가? 비몽사몽간에 토리노 성의 사진 속의 예수님을 보게 된 것도 별일이다. 또, 그 무지개 같은 빛은 무엇이었을까?

다음날 나는 그 소녀 환자에게 토리노 성의에 나온 예수님 얼굴 형상이 담긴 흑백 사진을 하나 복사해서 건네주었다.

"…얘야, 이 사진이 예수님 모습이란다. 예수님이 십자가에서 돌아가시고 3일 동안 동굴에 누워서 덮고 계시던 세마포 위에 예수님 몸에서 나오던 빛이 이 형상을 남긴 거란다. 그러니 앞으로는 이 예수님 모습을 바라보며 기도 드리도록 해라!…"

소녀는 배시시 웃으며 그러겠다고 했다.

*

토리노 예수님 형상과 무지개 빛

다음날 나는 그 아이에게서 놀라운 얘기를 들었다.

"선생님! 제가 어젯 밤에 예수님 사진을 바라보며 기도했는데요. 문득 보니 예수님 머리 둘레에 무지개 빛이 감싸고 있는 거에요. 너무 신기해서 한참 바라보다가 그만 깜박 잠이 든 것 같아요! 이상한 일이죠?"

그날 밤 소녀와 나는 클리닉에 딸린 명상실에서 토리노 성의 예수님 형상 사진을 벽에 붙여 놓고 기도를 올렸다.

"…주 예수 그리스도! 이 형상을 바라보는 이들이 예수님 살아 생전의 모습을 뵙는 것 같이 주님의 사랑과 평화를 느낄 수 있게 해 주소서!… 그 옛날 예수님 옷자락만을 잡고서도 병이 나은 것 같이 오늘의 우리에게도 치유의 은사(恩

賜)를 베풀어 주소서!…"

소녀는 눈을 감은 채 기도하며 눈물을 흘렸다.

살고 싶은 생각과 지옥을 두려워하는 마음이 하나로 녹아져서 방울수정이 되어 눈에서 뚝뚝 떨어지는 듯 싶었다. 나는 또 다시 기도를 반복할 수밖에 없었다.

마침내 그녀가 눈을 뜨고 예수님 형상을 바라보더니 손을 들어 가리키며 중얼거렸다.

"보세요! 예수님 머리 둘레에 또 무지개가 보여요!"

나의 눈에는 아무것도 보이지 않았다.

나는 기도하며 아이에게 신경을 쓰느라 정신이 흩어진 상태였다.

"어디, 어디 있어? 무지개가?…"

소녀는 나의 손을 잡아서 예수님 형상 둘레의 여백을 가리켰다.

소녀의 손이 나를 잡는 순간 나는 머릿속에 감전되는 듯한 느낌이 들었고 눈 앞이 환해졌다. 그리고는 그 무지개 빛이 보였다.

그것은 봄날에 땅 위로 오르는 아지랑이가 아른거리는 것과도 같은 느낌이었다. 하얀 종이 위로 아지랑이처럼 아른거리는 눈부심이 있었고 그 가운데 선명한 무지개 빛이 진동하는 듯 가볍게 떨리고 있었다.

"…애야! 저 무지개가 바로 하나님의 약속이란다. 노아의 방주때 하나님이 보여주신 무지개와 같은 거지!… 네가 병이 낫고, 지옥에 가지 않는다는 약속이란다!…"

*

토리노 성의에 무지개 빛을 그려 내리다

나는 집에 돌아와 한밤 중에 예수님 형상을 마주 보고 앉았다. 엊그제 산기도를 드리던 중 문득 무지개 빛이 보이던 순간을 되새기며 그 때로 돌아가려고 애를 썼다.

몇 차례 정신을 모으고 집중을 해봐도 무지개가 다시 보이지 않았다. 힘들어서 멍하니 천정을 바라보던 중 불현듯 무지개 색을 형상 둘레에 그려보면 어떨까 하는 생각이 스쳐갔다.

색연필을 찾아 들고 정신을 모으니 나도 모르게 예수님 형상 둘레의 흰 여백 위로 손이 저절로 간다.

여기쯤이다 싶은 곳에 연필 끝을 대는 순간, 나의 머릿속이 감전되는 듯 찡하고 울렸고 눈 앞이 밝아졌다. 만일 잘못 짚고 연필 끝을 틀리게 되면 머릿속이 어지러워지고 눈뜨기가 힘들어지는게 아닌가!

그렇게 해서 흰 종이 위에 아른거리는 듯 반짝이는 선을 따라서 힘들게 그리다 보니 여러 시간만에 무지개 형상이 되었다.

그 무지개가 완성되자 나는 마치 안도의 한숨을 쉬듯이 숨이 저절로 깊게 쉬어졌다. 그것은 나의 의지와 상관없이 반복되는 큰 숨이었다. 예사롭지 않은 생각이 들었다.

나는 호흡에 의식을 집중하면서 시선을 둘 방향을 좌우상하로 찾게 되었다. 마침내 두 눈이 예수님 형상 위를 보는 순간 거기에 빨려 들 듯 멈추었다. 그리고 형상 위로 긴 숨을 뿜어내는 것이었다.

세 차례나 그렇게 긴 숨을 내뿜고 나니, 예수님 형상 모습 위로 나선형의 반짝이는 아른거림이 위로부터 내려오는 것을 볼 수 있었다. '이게 다 뭘까?…' 나는 저절로 엎드린 자세를 취하게 되었다. 경이로운 두려움이 밀려왔다. 한동안 온몸이 경련을 일으키는 듯 힘이 들어가며 떨렸다.

그런 가운데 내가 할 수 있는 일이란 정신을 잃지 않고 깨어 있으려는 몸부림 뿐이었다.

그것은 기도였다.

"…주… 예수… 그 · 리 · 스 · 도, …우 · 리… 에 · 게… 자 · 비 · 를… 베 · 푸… 소 · 서!…"

*
천사 세상을 떠나다

다음 날 소녀는 무지개가 그려진 예수님 형상을 바라보며 한동안 넋을 잃은 듯 서있었다. 왜 그러냐고 묻자 자기 몸 안에서 뭔가 좋은 느낌이 흐르는 것 같다고 했다.

나는 정신을 집중하고 그녀의 경락을 짚어보았다. 놀랍게도 경락으로 흐르는 생체전기의 기운이 크게 강해진 것이 아닌가!…

나는 소녀에게 암 부위에 한 손을 대고서 예수님 형상을 바라보게 한 후 오-링 테스트로 근력반응을 검사해 보았다. 신기하게도 소녀의 손가락 끝에는 엄청난 힘이 생겨났다.

무지개가 내린 토리노 성의 예수님 형상에서는 소녀의 생명을 살릴 수 있는 생체전기를 충전시켜주는 힘이 있다는 뜻이 아닌가!…

오-링 테스트로 자신의 힘이 강해진 것을 느낀 소녀는 배시시 웃었다. 그 후 그녀는 확신에 차서 기도 하는 가운데 나날이 몸이 좋아졌다.

그러던 어느 날 소녀는 배에 찬 복수를 빼기 위해 큰 병원에 갔다.

그 병원에서 빈혈이 너무 심하다고 혈액을 다섯 병이나 수혈했고, 그날 밤 그녀는 온몸이 아프다고 요동을 쳤다고 한다.

병원에서는 말기암 환자인지라 암성통증으로 보고 강력한 마약성 진통제를 주사했으나 통증은 멎지 않았고, 그들은 반복해서 주사했고 결국 약물쇼크로 숨이 멈추고 말았다.

너무도 많은 고생 끝에 소녀는 이 땅에 예수님 빛을 전하고 마침내 천사가 되고 만 것일까?…

아니, 어쩌면 천사가 소녀의 몸으로 잠시 왔다가 갔는지도 모른다…

02

토리노 성의란?

*

예수님의 흔적이 남은 성스러운 수의

토리노 성의란 이태리 토리노 성당에 보관된 길이 4m 남짓의 세마포 천을 말한다. 우리네 삼베 천과 비슷한 세마포는 장사 지낼 때 시신을 감쌌던 수의로 쓰인 천이다.

문제는 이 세마포가 2000년 전 예수님의 시신을 감쌌던 성스러운 성의이라는 이야기가 전해지는 데 있다. 이 비장의 세마포는 현대에 남은 매우 난해한 수수께끼이다.

최근에는 역사가, 병리학자, 언어학자, 성서학자, 섬유 전문가, 화학자, 물리학자, 사진 전문가까지 나서서 이 문제를 파헤쳐보려 하고 있다.

여러가지 기상천외한 도구들이 동원되어 문제를 해결하려 하지만 이 모든 것을 뛰어넘는 신비는 세마포에 남아있는 사람 실물 크기의 놀라운 영상과 벗은 몸과 긴 수염의 영적인 이미지 그 자체인 것이다.

죽어서도 평온한 얼굴 모습이 나타난 성의는 명작을 더욱 값지게 한다. 몸에는 해부학적으로 정확하게 채찍에 맞은 자국들, 십자가에 못 박힌 못 자국, 가시에 찔린 자국들이 즐비하다. 이 사실은 복음서에 나오는 나사렛 예수 그리스도의 모습과 너무도 닮았다.

사실은 지금도 수백만의 사람들이 이 세마포가 2000년 전 요셉이 골고다 언덕 근처의 돌무덤에 예수 그리스도를 장사할 때 싸맸던 바로 그 세마포라 믿고 있다.

*
성서에 기록된 예수님의 세마포 수의

성서에는 여러 부분에 예수님의 세마포에 대한 언급이 있다.

이들 중 몇 개만 소개하면 다음과 같다.

"아마마태 사람인 부자 요셉이 왔는데 그도 역시 예수의 제자였다. 이 사람이 빌라도에게 가서 예수의 시체를 내어 달라고 청하자 빌라도는 쾌히 승낙하여 내어 주라고 명령했다. 그래서 요셉은 예수의 시체를 가져다가 깨끗한 고운 베(세마포)로 싸서 자기의 새 무덤에 모신 다음 큰 돌을 굴려 무덤 입구를 막아 놓고 갔다. (마태 27.57:60)"

"공회의원으로 선하고 의로운 요셉이라 하는 사람이 있으니… 그가 빌라도에게 가서 예수의 시체를 달라 하여… 그 시체를 내려다가 고운 베(세마포)로 싸서 바위를 파 무덤에 모셨다. 그것은 아직 아무도 장사지낸 일이 없는 바위에 판 무덤이었다. 그날은 명절 준비일이었고 시간은 이미 안식일에 접어들고 있었다. (루가 23.50:56)"

"빌라도의 허락을 받아 요셉은 가서 예수의 시체를 내렸다. 그리고 언젠가 밤에 예수를 찾아왔던 니고데모도 침향을 섞은 몰약을 백 근쯤 가지고 왔다. 이 두 사람은 예수의 시체를 모셔다가 유태인들의 장례법대로 향료를 바르고 고운 베(세마포)로 감았다. (요한 19.38:40)"

위의 복음은 예수 그리스도의 수의에 관한 구체적인 증거의 말씀이다.

위의 네 가지 복음 가운데서 성의는 마치 먼 훗날에 큰 의미를 갖는 것처럼 특정한 방식으로 강조하고 있음을 알 수 있다.

과연 성서에서 언급되는 예수님의 세마포 수의가 2000년이 지난 오늘에까지 남아서 전해지는 것일까? 또 그 것이 바로 이 책에서 말하는 토리노 성의일까?

*

팔레스타인에서 이탈리아로 옮겨진 성의

예수님이 부활하신 이후 그 성의가 어떻게, 또 누구에 의하여 보존되었는가에 대하여 전혀 알지 못하고 성의를 사랑하는 사람들의 손길이 그 성의를 관리했음이 확실하다. 그럼에도 불구하고, 성의의 역사는 여러 사람의 손길들 사이의 단절과 불확실성들로 점철되어 왔다.

로마 제국의 콘스탄틴 대제의 어머니 성 헬레나는 예수님이 못 박히신 진짜 십자가와 그 밖의 유물들을 찾아내는 데 평생의 시간을 쏟았다. 그녀는 성의를 입수하여 보관하는 일에 있어서도 온 정성을 기울였다고 전해진다. 그 후 성의는 1269년에 이르기까지 블라체네스에 있는 성모님 성당에 안치되어 있다고 전해진다. 십자군이 그곳을 점령했을 때는 그 성의는 어디론가 사라지고 없었다고 한다.

세월이 가는 동안 수많은 성의들이 자신이 진짜라고 주장하며 나타났다.

확실한 역사적 기록은 거기까지 밖에 미치지 못한다.

세마포는 14세기 중반 프랑스 릴리(Lirey)라는 곳에서 역사의 무대에 처음으로 등장하였다고 알려져 있다.

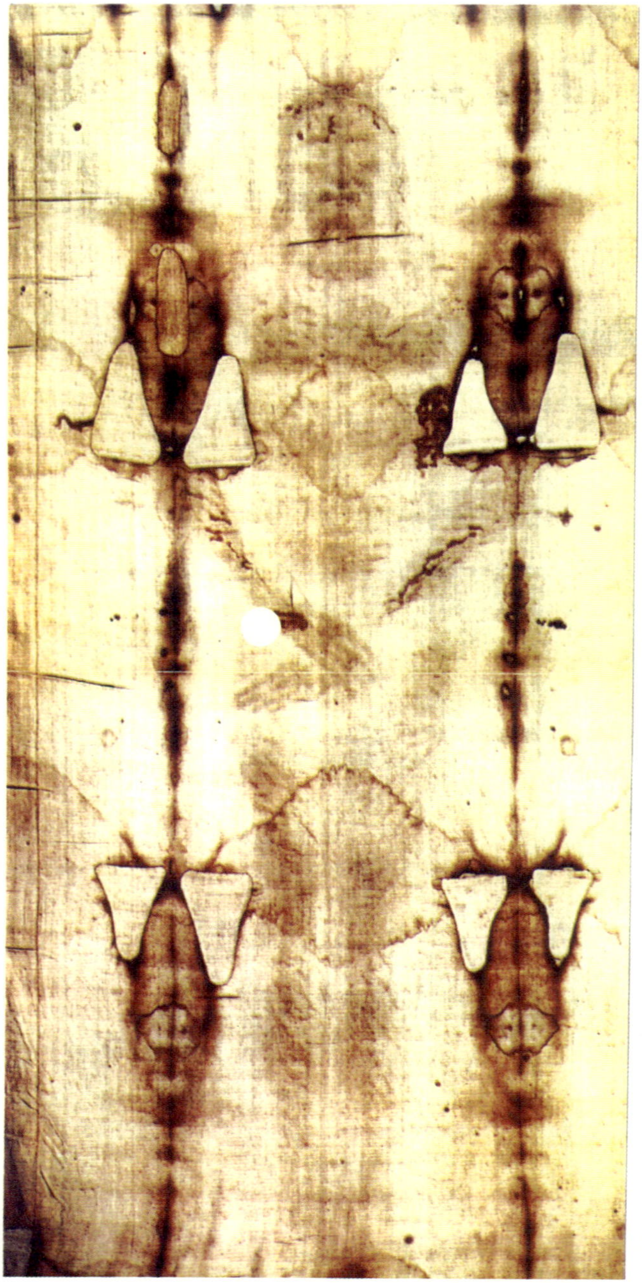

토리노 성의 전면 실제 모습

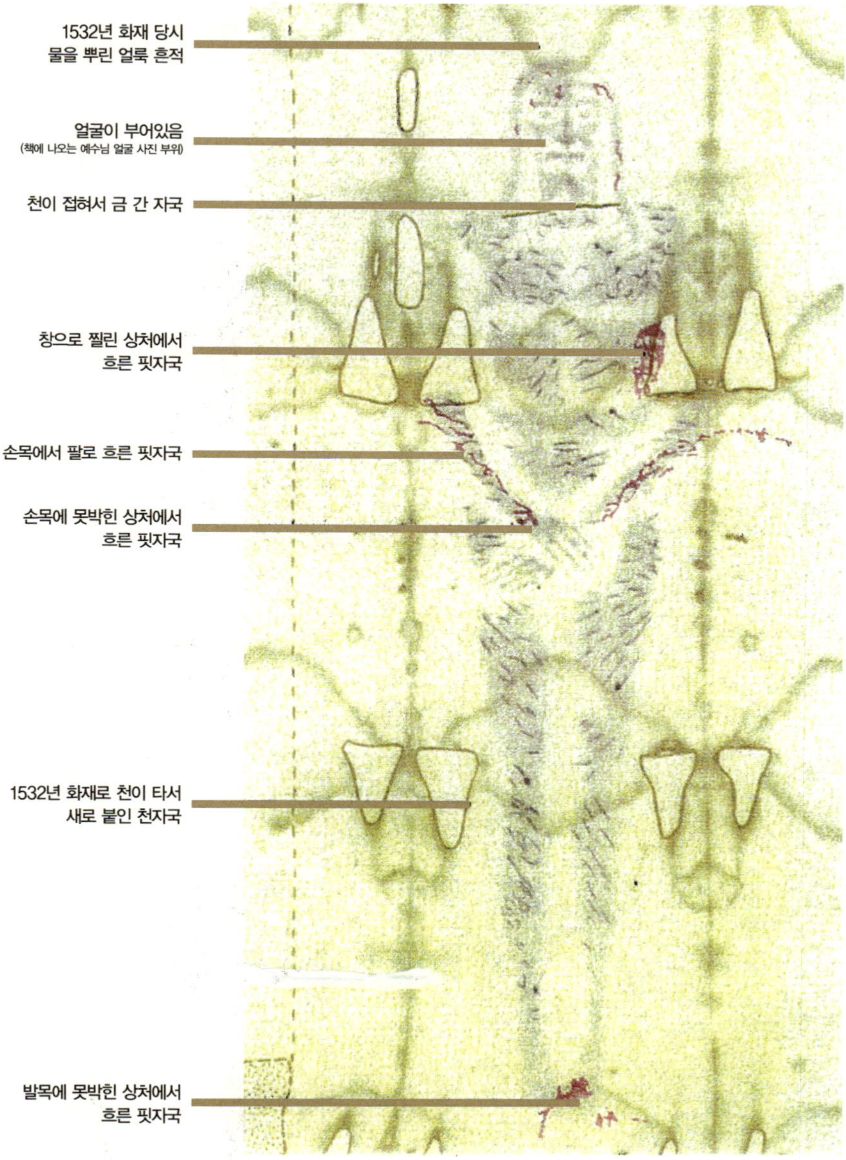

토리노 성의 (예수님) 전면 형상 해설

예수님 몸의 앞배 부위가 닿은 세마포에 몸 전면의 형상이 남겨졌다.
얼굴 모습, 핏자국과 채찍 자국들이 잘 보인다.

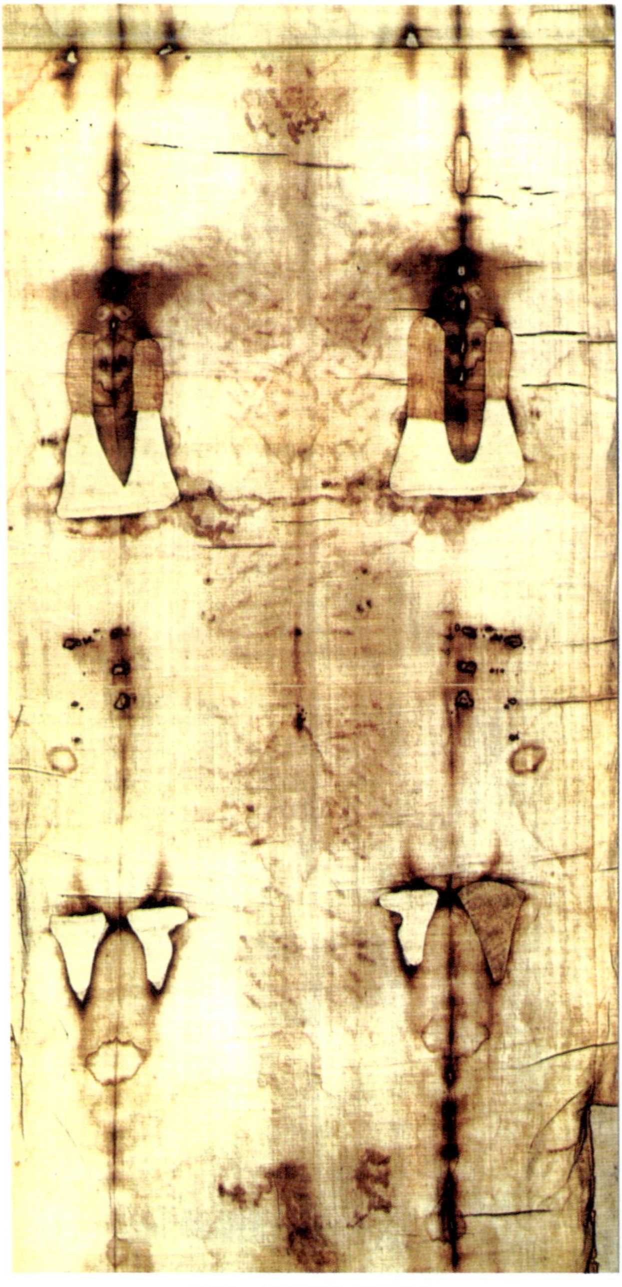

토리노 성의 후면 실제 모습

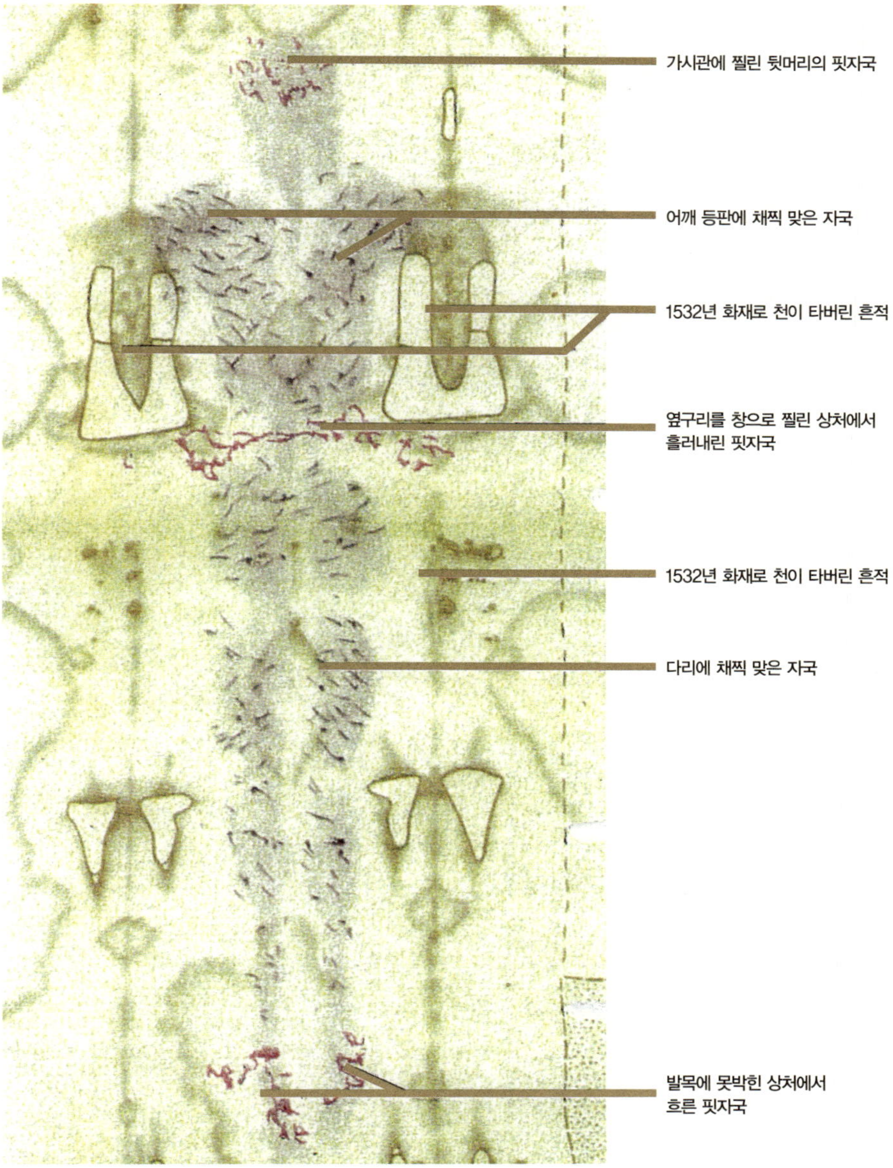

토리노 성의 (예수님) 후면 형상 해설

예수님 등 뒤가 닿은 세마포에 몸 후면의 형상이 남겨졌다.
상처난 부위가 선명하게 보인다.

1578년 사보이 공은 알프스를 넘어 이태리 북서쪽 피드몬트 지역에 있는 새로운 수도 토리노로 이 성의를 옮겼다. 그곳에서 지금까지 2차 세계 대전을 견디고 성의는 그 자리에 있다. 4세기가 지난 1978년 성의가 토리노에 온 400주년 기념으로 일반인에게 공개되었다.

*

1898년 최초로 성의의 신비 사진 촬영

1898년에 이 유물을 사진 찍는 일이 이루어졌었다. 이 사진들은 성의의 놀라운 신비들을 벗겨내었다.

사진사 세콘도 피아가 현상실에서 인화지에 나타난 음화를 보았을 때 그는 충격과 놀라움을 금치 못했다. 그는 실물과 반대되는 음각 이미지를 본 것이 아니고 실물 같은 양각 이미지를 보았기 때문이다.

더욱이 성의에서 보지 못했던 상세한 부분이 이제는 흑백 사진 상의 음각 이미지로 선명하게 나타났던 것이다.

"음각 이미지라니? 사진술이 창조되기 수백 년 전에?" 성의가 가짜라는 생각은 갑자기 그럴 듯하지 않게 되었다.

"그리고 이게 가짜라면 어떻게 중세의 미술가가 음각 이미지를 만들 수 있었을까?" 토리노의 보물은 이제 모두의 관심의 대상이 되었고 논쟁은 점증되었다.

*
십자가에 못 박힌 곳은 손이 아니고 팔목

약 30년 후 프랑스의 유명한 피에르 바벳 박사는 성의를 보게 되었고 1931년 쥬세페 엔리가 찍은 성의의 사진에 관심을 가지게 되었다.

바벳은 시신의 실험으로 성의의 흔적을 해부학적 정확도를 증명하고자 하였다. 그는 손바닥에 박힌 못은 사람의 체중을 지탱하지 못하지만 손목에 박힌 못은 사람의 체중을 지탱할 수 있음을 알았다.

이러한 새로운 발견은 성의가 진본일 가능성을 높여주었다. 앞서 형상에 나타난 못자국은 예전의 십자가에 못 박힌 예수님의 그림들에 나타난 일반적인 손바닥이 아니고 손목에 나 있었던 것이다.

중세의 위작가라면 아마도 복음서에 나오는 손바닥의 못자국에 근거하여 성의의 그림을 그렸을 것이다. 고고학적 자료가 성의의 이미지의 의학적인 사실을 증명한 셈이다.

*
토리노 성의에서 발견된 팔레스타인의 꽃가루

또 다른 발견은 그 성의가 과거 어느 시점에 성지에 있었을 것이라는 가능성에서 출발했다.

스위스의 범죄학자 막스 프라이는 실험실에서 분석을 위해 성의에 접착테이프를 붙여 먼지와 미세한 입자들을 걷어 낼 수 있도록 허락을 받았다.

현미경을 통하여 프라이는 48종의 생명을 잉태할 수 있는 꽃가루를 발견하였다. 그가 식별한 표본들 중에는 상당부분이 예상대로 프랑스와 이탈리아에서 발견되는 식물이었다. 그 외로 7종의 꽃가루는 소금이 많은 사해, 그리고 팔레스타인, 아나톨리아 같은 지역에서 사는 소금기를 좋아하는 식물 종류였다.

액면 그대로 보면 프라이의 발견은 성의가 역사 어느 시점에서는 성지 어딘가에 성의가 노출되어 있었다는 것을 추측하게 한다.

*

성의에 나타난 형상에 대한 분석과 평가

앞서 말한 대로 1978년 토리노 성의 400주년을 기념하기 위해 성의의 일반 공개와 과학적 연구를 마침내 허가하였다. 따라서 이탈리아, 스위스, 미국의 과학자들이 분초를 다투어 가며 여러 장비를 동원하여 성의에 대해 분석을 했다. 현미경 사진으로 찍어 보고, 자외선과 X선으로 투사하여 보고, 화학적 단서를 찾기 위해 적외선, 가시광선, 자외선 등을 이용하였다. 과학자들은 6톤이 넘는 장비들을 가지고 돌아와 데이터, 사진, 그리고 각종 시료들을 처리하고 분석하기 시작하였다.

이미지의 본질은 확대해보니 누런색으로 변색된 겉 부분은 실의 겉 부분에만 해당되었다. 색칠을 하면 예상할 수 있는 색깔은 실 속으로 스며들지 않았고 천 옆으로 흐르지도 않았으며 실 사이에도 스며들지 않았다.

여러 사실들을 종합하여 과학자들은 하나의 결론에 도달하였다. "우리들 모두는 성의는 그림이 아니고 안료도 쓰인 것을 발견할 수 없습니다. 또한 액체나 증기 따위도 우리가 보는 이미지를 만들어 냈다고는 보지 않습니다…"

토리노 성의에 관해 미국의 저명한 다큐방송 제작사 '히스토리 채널'에서 '예수의 수의'라는 제목으로 방영되었으며 지금도 찾아볼 수 있다.

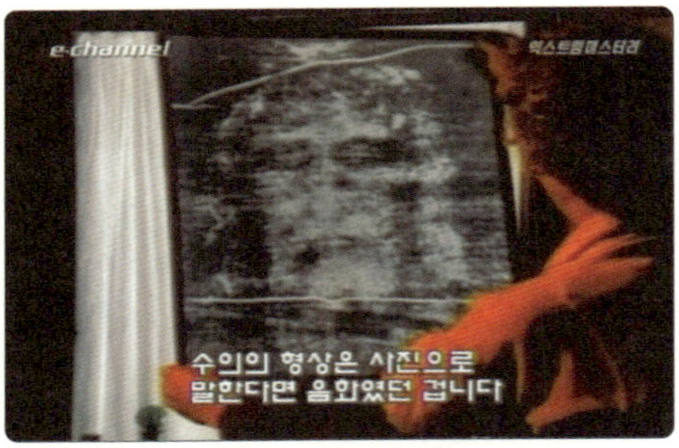

토리노 성의의 논란은 이탈리아 사진가 세콘도 피아가 왕의 허락으로 성의의 사진을 촬영하면서 시작된다. 처음에는 성의의 형상이 너무 희미해서 세콘도 피아는 실망했지만 그가 촬영한 네거티브 원판은 세상을 발칵 뒤집어 놓았다.

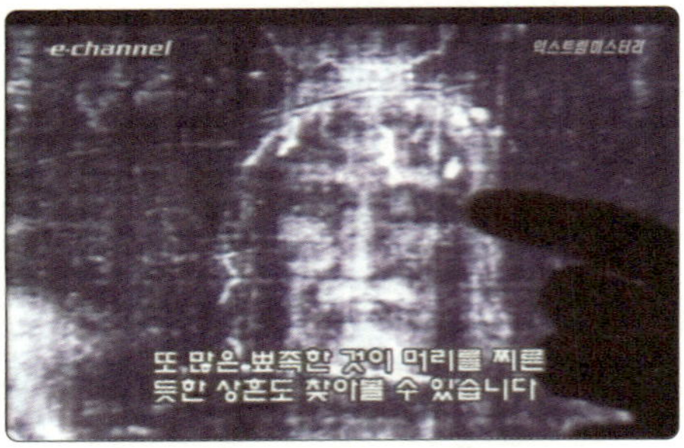

토리노 성의의 형상은 예수가 죽을 당시의 묘사와 대부분 일치하였다. 예수가 가시면류관을 쓰고,

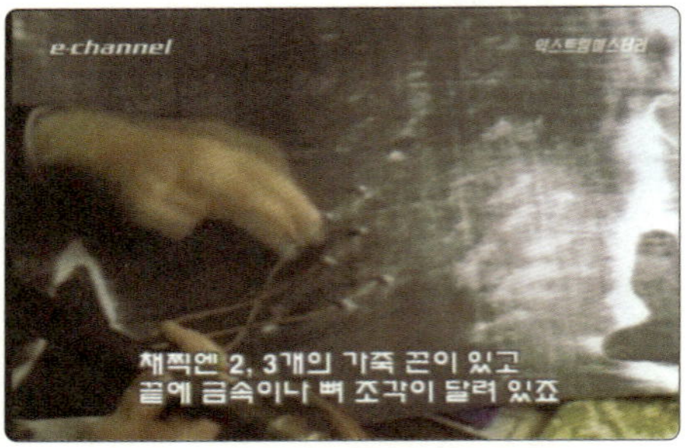

채찍으로 얻어 맞고,

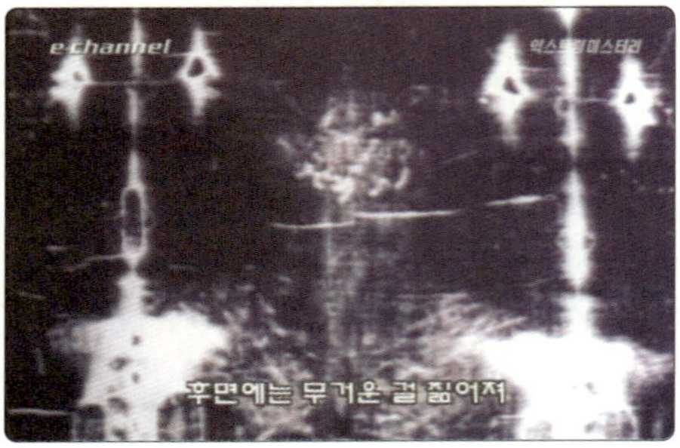

십자가를 메고,

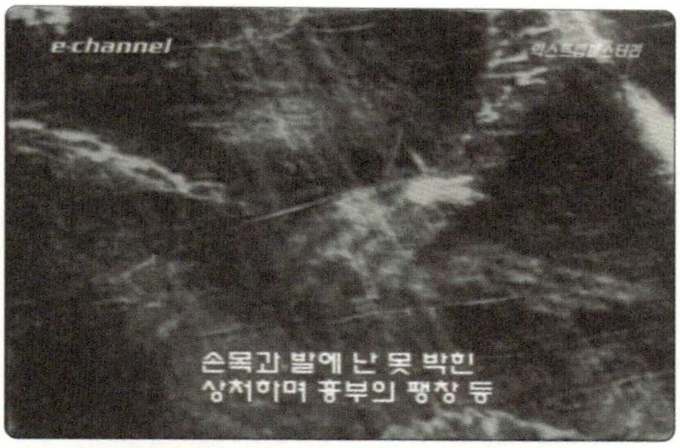

십자가에 못박혔던 상황과 일치한다.

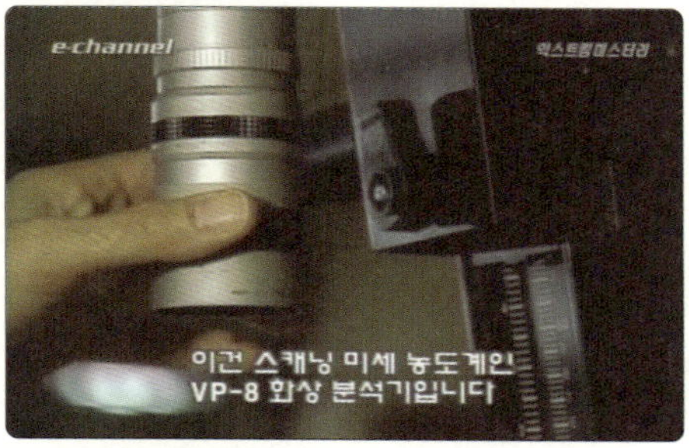

어떤 이들은 이 형상이 누군가에 의해 그려진 것이라고 주장하지만, VP-8 화상분석기의 분석 결과는 토리노 성의는 사람이 그린 것이 아니라 3차원의 얼굴과 몸이 찍힌 3차원 영상이라는걸 보여준다.

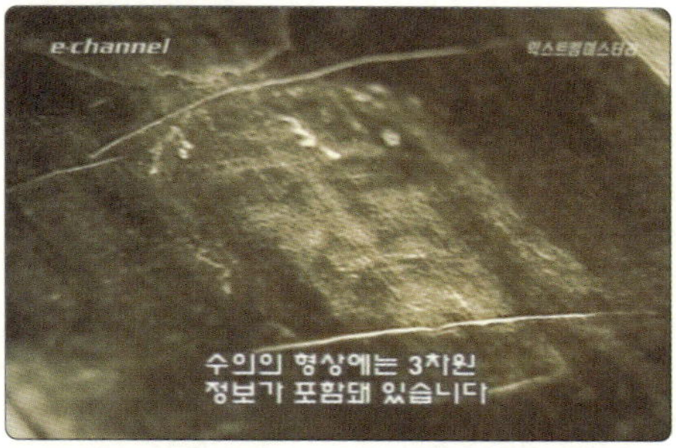

성의의 얼굴 부분은

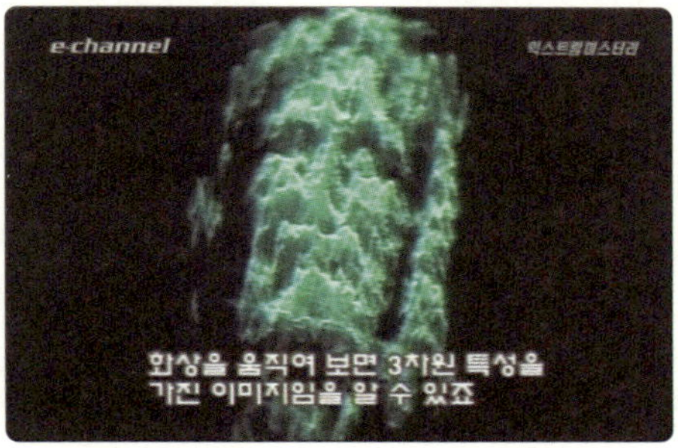

3차원 특성을 가진 이미지로 분석되지만,

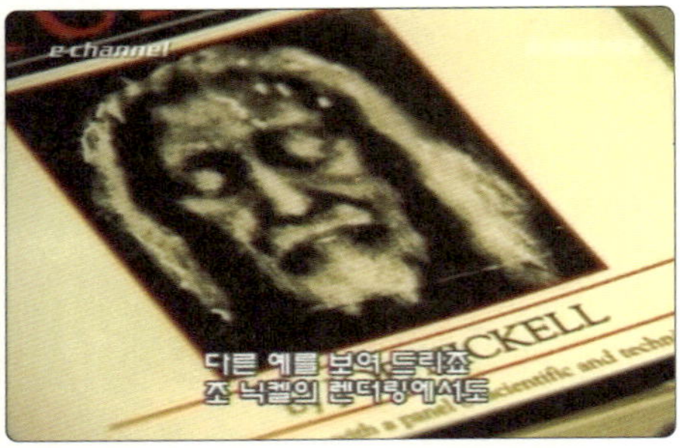

사람이 그린 그림은

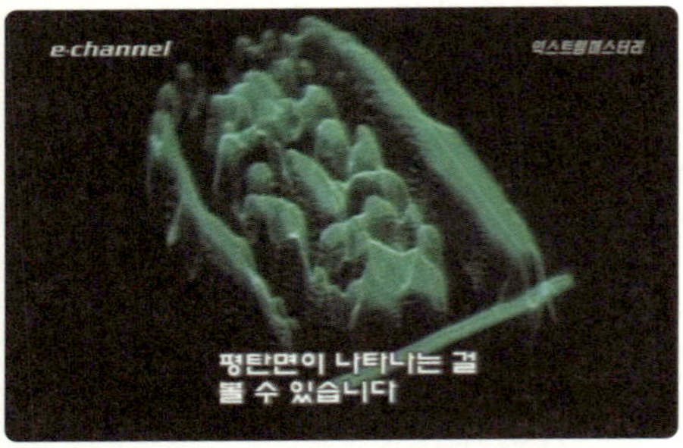

2차원의 평면으로 분석된다. 사람의 손으로 그려진 것은 입체적으로 느껴지더라도 이처럼 2차원의 평면으로 분석된다.

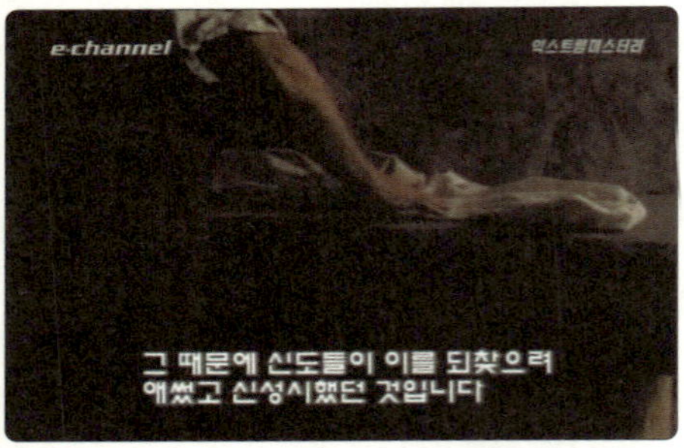

또 어떤 이들은 1353년 프랑스 리레이 예배당에 모습을 드러내기까지 1300년 동안 성의의 역사적 자취가 전혀 없다고 주장하지만, 요한복음 20장 6절에 베드로가 예수의 무덤에서 세마포를 발견했다는 기록이 있고,

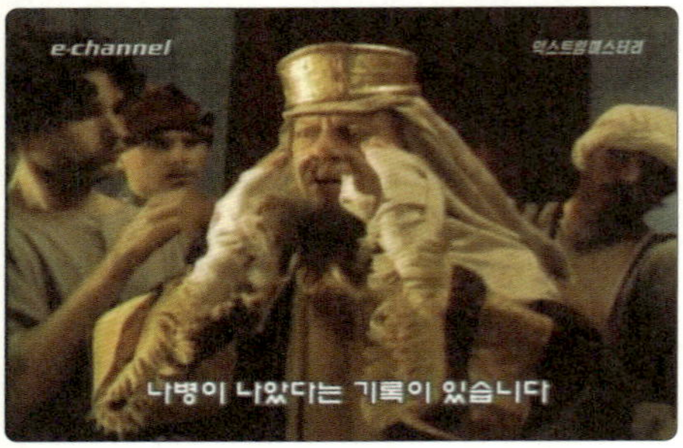

4세기경 시리아 사본에는 에데사의 왕 아브갈이 다대오 사도가 건네준 예수님의 얼굴이 그려진 천을 받고서 나병이 나았다는 기록이 있고,

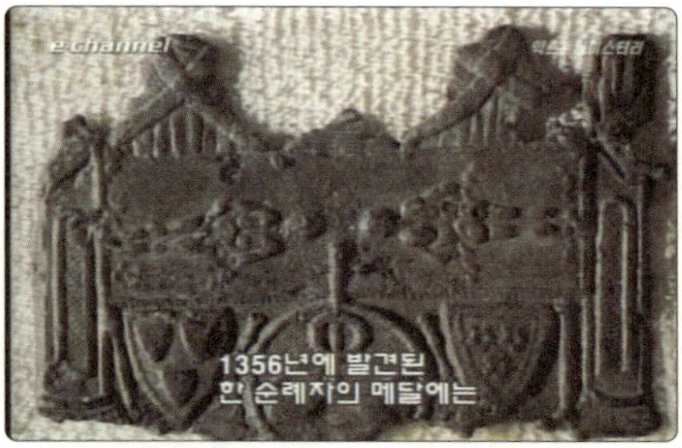

최근 발견된 문헌에 따르면 1205년 4차 십자군의 기사 오손 드 라 로쉬가 성의를 아테네로 옮겼다고 한다. 그 후 1353년 오손의 먼 후손 잔느 드 베르지가 리레이에서 처음으로 성의를 소장하고 있던 제프리 드 샤네이와 결혼해서 공동소유하였다고 하는데, 옆 사진이 두 가문의 문장과 성의의 모양이 그려진 메달이다. 샤네이의 후손들은 1452년에 성의의 소유권을 이탈리아 사보이 왕가에 넘겼다.

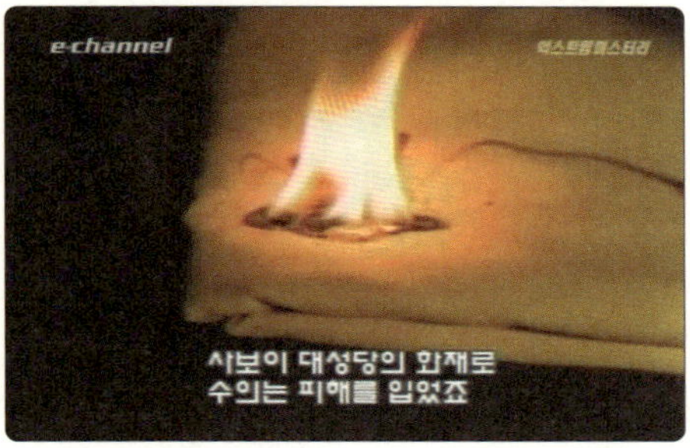

1532년 프랑스 상베리의 사보이 대성당의 화재로 성의가 피해를 입었다. 1578년 사보이 왕가는 토리노를 수도로 정하고 이때 성의도 옮겨와 지금까지 보관하고 있다. 1580년 이후로 성의는 400년간 11차례 정도만 공개되었다.

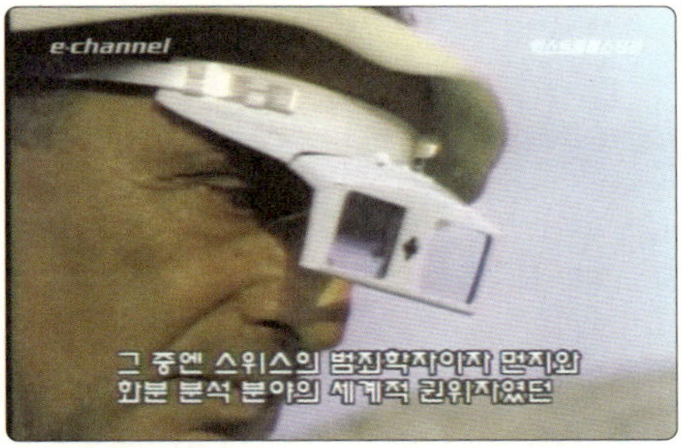

스위스의 범죄학자이자 먼지와 꽃가루 분석의 최고 권위자인 막스 프레이 박사는

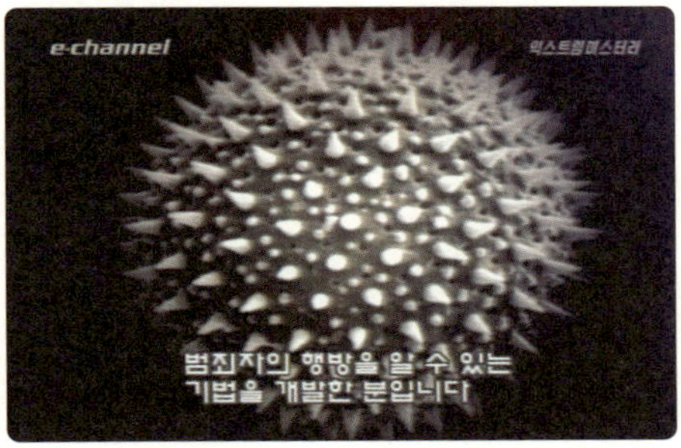

성의에서 58개의 꽃가루를 발견했는데, 17개만 유럽이 원산지였고, 나머지는 팔레스타인과 터키 남부의 에데사와 콘스탄티노플이었다. 즉 수의는 일정기간 이들 지역에 있었다는 뜻이다.

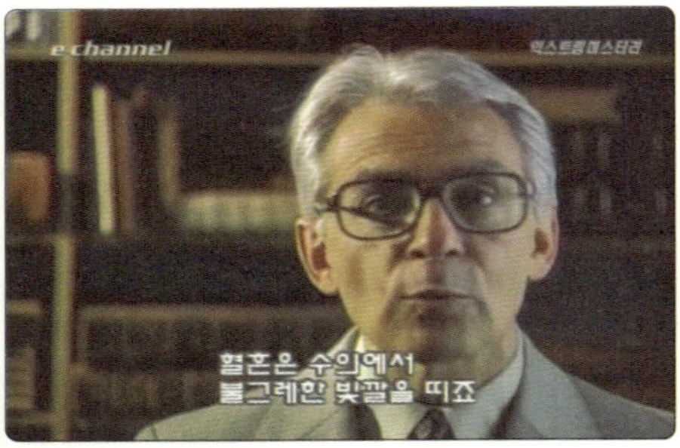

성의에는 상처부위의 혈흔도 있지만, 전체적인 예수의 형상은 혈흔이 아니다. 혈흔이 남아있는 조각을 화학처리해서 혈흔을 지워도, 형상은 여전히 남아있었다.

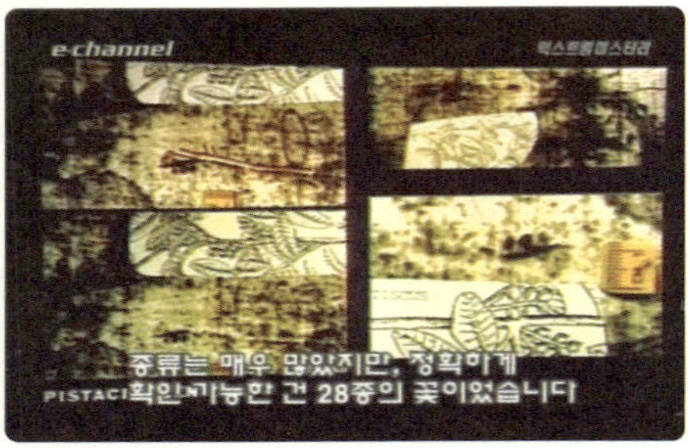

성의에서는 예수의 신체의 형상과 꽃의 형상도 발견되었는데, 정확하게 확인 가능한건 28종이었고, 이 꽃들은 모두 예수살렘 반경 20km내에서 자라는 것들이었다. 더구나 28종의 꽃 중에서 25종의 꽃가루가 성의에서 확인되었다.

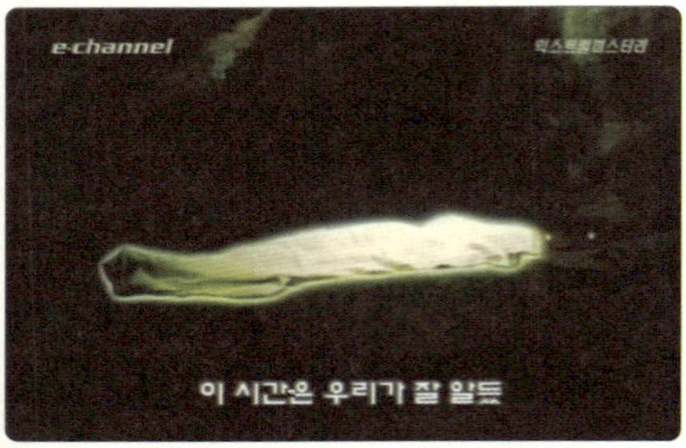

혈흔이 아니라면, 무엇이 이런 형상을 가능하게 했는지는 불분명하다. 아마도 고에너지 장이 형성되었고, 그 에너지가 성의에 신체의 형상과 꽃의 형상을 남긴것 같다.

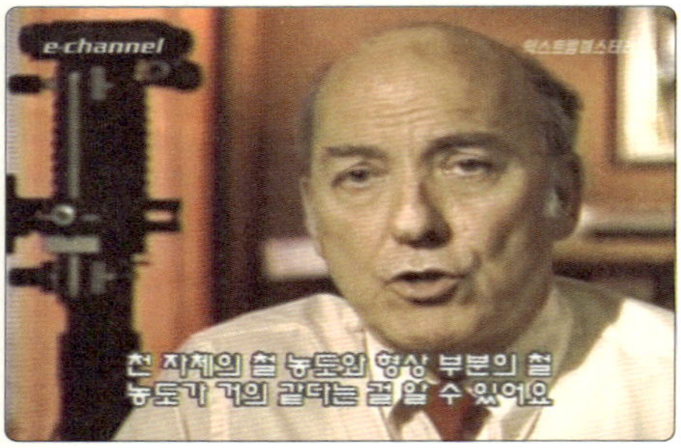

일부 사람들은 성의에서 물감성분이 발견되었다고 주장하지만, 그 성분들 중 하나인 산화철은 형상이 그려진 부위와 그려지지 않은 부위의 농도가 같았으며, 다른 성분들도 농도가 너무 적어서 먼지일 수도 있고 성의가 전해져 오는 중간 과정에서 묻었을 가능성도 배제할 수 없다.

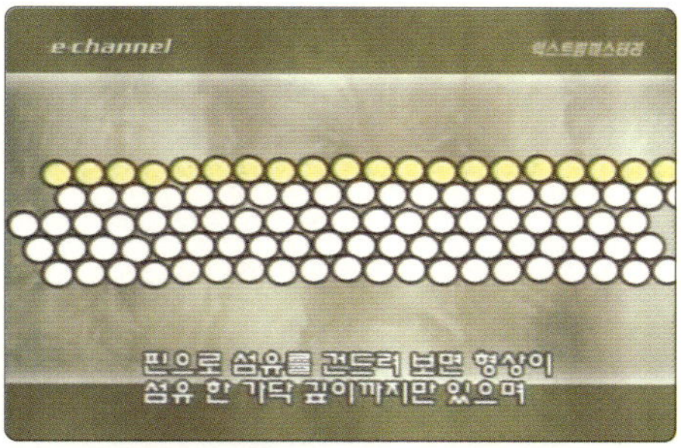

무엇보다 중요한 것은 성의의 섬유를 살펴보면 제일 표면의 섬유 한 가닥 깊이까지만 형상이 나타나있고 그 아래에는 전혀 염색되지 않았다는 것인데

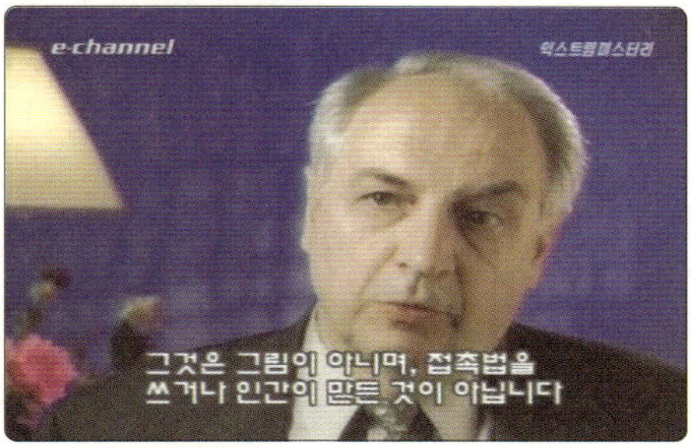

이는 현재의 과학기술로도 불가능하고 그려진게 아니라 어떤 자극에 의해 섬유가 변질된 것이라는걸 말해준다.

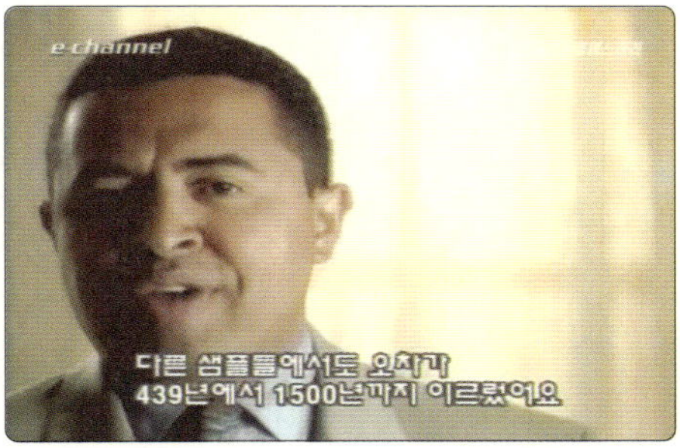

1988년에는 방사성 탄소 연대 측정 결과 성의의 연대가 1260-1390년 사이인 중세로 나왔다. 이 결과로 성의가 진품이 아니라는 주장이 거세어졌지만, 3개의 샘플을 3개의 연구소에서 방사성 탄소 연대 측정의 신뢰도를 검사해보았는데, 이 샘플 중 하나는 기원전 3천년의 황소 미라의 아마포였는데, 이 샘플의 실험실 3곳의 결과는 1100년의 편차를 보였고, 다른 샘플들도 500-1100년의 편차가 나타났다.

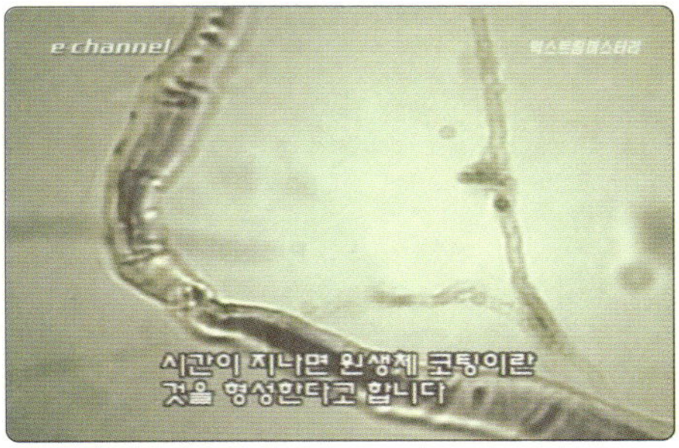

텍사스 휴스턴의 건강과학센터 미생물학 부교수인 레온치오 가르자발데스 박사에 의하면 아주 작은 미생물들은 섬유에 붙어서 시간이 지나면 원생체 코팅이란 것을 형성하는데 이 코팅 때문에 방사성 탄소 연대 측정 결과의 오차가 발생할 수 있다고 한다. 실제로 이집트의 따오기 미라에 실험한 결과 따오기 몸체의 연대측정과 몸체를 둘러싼 아마포의 연대측정 결과는 600년의 오차가 발생했다고 한다. 따라서 성의가 진품이더라도 연대측정의 오차는 얼마든지 발생할 수 있다는 것이다.

토리노 성의에 그 형상이 형성된 과정은 정말 신비한 미스테리이다. 어떠한 에너지가 그런 형상을 만든 것인지...

성의에 남은 핏자국의 진위

오래된 핏자국과 이미지는 분명히 달랐다. 세콘도 피아가 음화를 볼 때 이 사실을 알았다.

핏자국이 있는 부분은 음화에서 하얗게 표시되고 즉 성의에 있는 흔적은 양각이고, 몸의 이미지는 음각이었다.

토리노의 과학자 팀은 피와 이미지의 다른 점을 발견하였다. 그들이 뒤에 붙여 놓은 천을 떼었을 때 핏자국은 세마포를 지나 뒤에까지 통과하고 있었다. 분명히 이 두 곳은 완전히 다른 방법으로 생성되었던 것이다.

여러 개의 실험은 그것이 피일 가능성을 높여주고 있다. X선 실험은 피에 필요한 적당량의 철분량을 표시하고 있다. 뉴잉글랜드 연구소의 존 헬러 박사는 테이프에 붙어 있는 작은 결정체로부터 시간이 흘러 변형된 헤모글로빈의 형태를 찾아냈다.

그는 결정체가 피라고 주장한다.

토리노 성의의 제작 연대

1988년에 토리노 성의의 샘플을 채취해 탄소동위원소 실험으로 토리노 성의의 연대를 측정하였고 성의 제작 연대는 1290년 이후로 결과가 나왔다. 따라서 예수님 시절의 세마포가 아니라고 판단하게 되었다.

그러나 2005년 1월에 레이몬드 로저스에 의해 새로운 논문이 발표되었다. 그 논문의 결론은 샘플 채취 부위가 원래의 성의가 아니고 성의를 보강하기 위해 새로 바느질한 부분이라는 점이다.

한편 기원전으로 연대가 밝혀진 이집트 왕의 무덤에서 발견된 세마포를 같은 탄소동위원소 시험 결과 1000년 이상의 오차가 발생했다며 연대측정시험의 정확도에 의문을 제기하는 학자도 있다.

따라서 성의의 진짜 연대는 아직도 증명되지 않았으며 성의에 대한 진위 여부나 연대에 관한 논란은 앞으로 끊임없을 것이다.

*

성의에 남겨진 '생명의 빛'

토리노 성의가 1세기의 것이라 할지라도 아직도 불가사의는 우리에게 진한 흥미를 자아낸다. 무엇보다도 가장 흥미로운 질문은 이 성의가 예수 그리스도의 수의인가 하는 점이다.

현대 과학으로는 알 수 없기에 우리는 성의의 실체나 주인공을 영원한 수수께끼로 남겨두어야만 하는가?…

만일 그것이 진실로 예수님이 돌아가신 후 3일간 동굴 묘지에서 덮고 있던 수의라면?…

그리고 그 천에 예수님의 마지막 기운과 체취가 묻어난 것이라면?…

또한 예수님의 죽은 몸이 부활을 향해 영적인 몸으로 변화되는 과정에 방사된 강한 성령 또는 생명의 빛이 수의 세마포에 3차원 영상을 남긴 것은 아닐까?…

아마도 그것은 과학자나 신학자의 증명 범위 안에 있는 것이 아닐지도 모른다.

앞으로 성의에 대한 연구는 물리적인 특성에 관한 부분보다는 그 것에 깃든 이미지가 갖는 의미, 즉 이미지를 남긴 '생명의 빛' 에 더 없는 초점이 맞추어져야 할 것이다.

03

오-링 테스트로 확인하는
토리노 성의 '예수님 빛'의 치유력

*
오-링 테스트 : 몸 (생명전기) 스스로의 판단

우리가 물이 가득찬 컵을 손 끝으로 들고 있는 장면을 상상해 보라. 물 컵이 흔들리지 않게 꽉 잡고 힘을 주어야 한다. 이렇게 정지된 상태로 힘주면서 버티는 상태를 유지하려면 컵을 잡는 손 끝의 근육과 신경들이 동시적으로 수축하는 '동시반응(신크로나이징)' 을 이루어야만 한다고 의학은 설명한다.

나이가 들어 노쇠하거나 신경계에 병이 들면 손 끝이 떨리는 증세가 나타난다. 물 한 잔을 마시려 해도 손이 떨려서 애를 먹는 경우가 바로 이런 근육과 신경들 사이에 '동시반응(신크로나이징)' 이 잘되지 않기 때문이다. 생명전기가 약하고 건강하지 못한 것이다.

우리 몸에서 심장이 일정하게 뛰는 것이나 대뇌의 기억작용 등이 모두 생명전기가 충실하여 신경세포가 '동시반응' 을 잘 일으키는 결과로 가능한 것이다. 따라서 생명을 건강하게 유지하는데 가장 중요한 것이 바로 생명전기와 신경과 근육세포의 '동시반응' 이라 하겠다.

이 기능이 좋은가 나쁜가를 진단하는 손쉬운 방법이 오-

링 테스트인 셈이다.

오-링 테스트를 통해서 손가락의 힘이 약해지거나 강해지는 변화란 바로 이처럼 중요한 '동시반응'과 생명전기가 얼마나 잘되는 지를 우리 몸 스스로가 판단하는 척도인 것이다.

나의 생명을 잘되게 하는 좋은 파장의 빛(기운)을 내는 그림이나 사진을 손으로 접촉하거나 눈으로 바라보기만 해도 이와 같은 신경과 근세포들의 '동시반응' 현상과 함께 생명전기의 힘이 강해지는 변화가 우리 몸에서 일어나는 것이다.

이는 인체 내의 아날로그 회로가 우리의 생명전기를 살리는 신성한 빛 자체를 인식한다는 뜻이 된다.

이 책에 나오는 토리노 성의 사진 속의 예수님 형상에는 예수님 몸에서 나오던 신성한 빛이나 기운의 파장이 시공을 넘어서 아날로그 방식으로 지금 우리에게 전달되고 있다고 보아야 한다.

그것은 무한하고 연속적인 아날로그 정보 전달체계에서 볼때 당연한 이야기며 그런 사실을 기력변화검사(오-링 테

오-링 테스트 변화
뇌파 검사로 확인

Frequency Band: 1.5-3.5Hz, 3.5-7.5Hz, 7.5-12.5Hz, 12.5-25Hz, Full Band(1.5-25Hz)

Delta(1.5~3.5Hz) Theta(3.5~7.5Hz) Alpha(7.5~12.5Hz) Beta(12.5~25.0Hz)

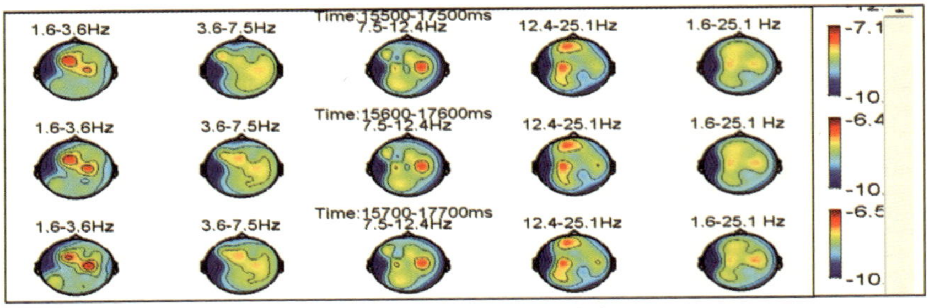

오-링 테스트 근력 증가 (强)

Frequency Band: 1.5-3.5Hz, 3.5-7.5Hz, 7.5-12.5Hz, 12.5-25Hz, Full Band(1.5-25Hz)

Delta(1.5~3.5Hz) Theta(3.5~7.5Hz) Alpha(7.5~12.5Hz) Beta(12.5~25.0Hz)

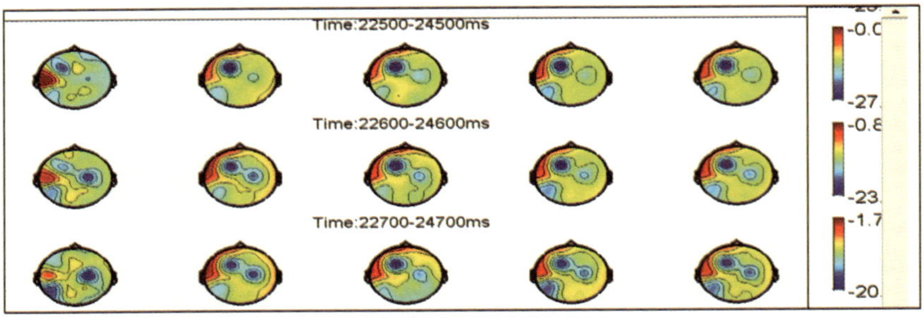

오-링 테스트 근력 감소 (弱)

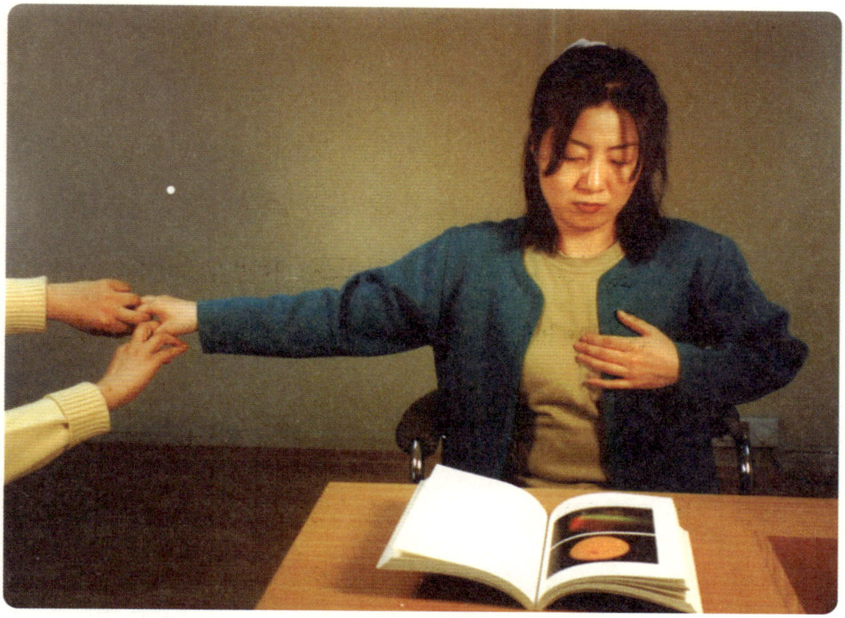

이 책에 나오는 형상을 바라보며 한 손을 가슴(또는 이마)에 대고서 오-링 테스트를 하여 평소보다 근력이 크게 강해지는 것을 느껴보면 빛의 존재와 그 힘을 알 수 있다. 변화를 잘 모르면 손등을 가슴에 대고 다시 해본다.

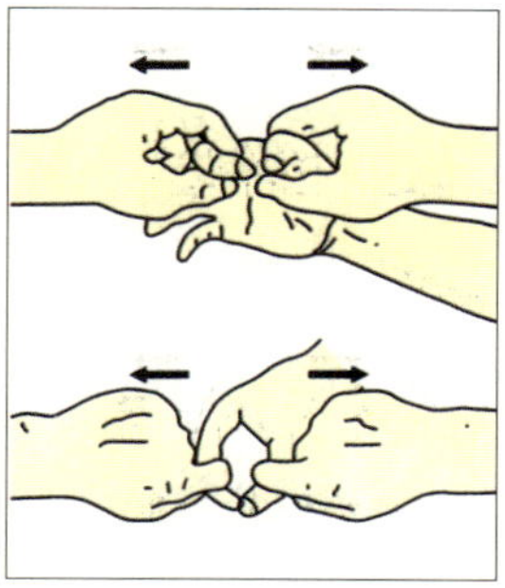

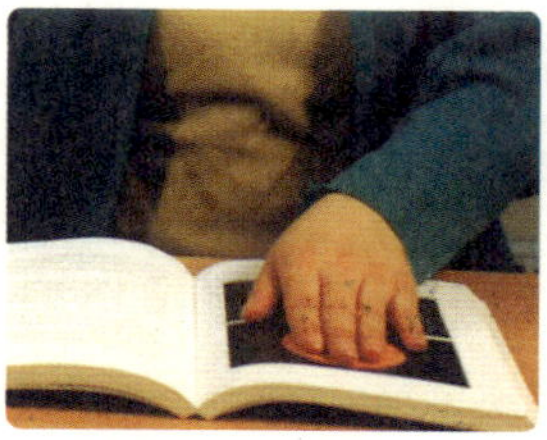

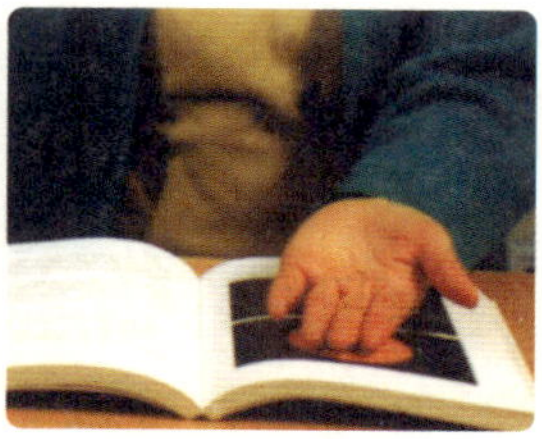

책 위에 손바닥을 대고 오-링 테스트를 해도 힘의 강해지는 변화를 느낄 수 있다. 변화를 잘 모르는 경우 손등을 대고 다시 반복해 본다.

스트)를 통해서 힘이 크게 강해지는 현상을 체험함으로서 알고, 믿게 된다는 것이다.

한편 미국의 정신과 의사인 '데이비드 호킨스' 박사는 20여 년에 걸친 연구와 수천 명을 대상으로 한 실험 끝에 'Power vs Force'라는 책을 출간했고 우리나라에서는 '의식 혁명'이라 번역된 바 있다.

그에 의하면 무력감, 죄의식, 슬픔, 두려움 등이 지배하는 의식 세계를 갖는 사람을 보면서 오-링 테스트를 하면 1 이하의 힘을 느끼는 반면 순수한 영적 사랑이나 초월적인 평화를 갖는 의식 수준의 사람에게서는 5~6배 이상의 힘이 느껴진다는 것이다.

한편, 깨달음의 경지나 신성의 빛과 하나로 된 성인들에게서는 8~10배의 힘이 느껴진다는 것이다.

즉 의식 진화에 따른 진정한 힘을 내는 생명 파장을 우리 몸의 근력 테스트를 통해서 느끼고 올바로 인식할 수 있다는 것이다.

따라서 그는 인간의 표면 의식에서는 모른다고 생각하는 것도 인간의 깊은 잠재 의식에서는 이미, 충분히 알고 있으므로 정신적, 영적인 문제까지도 근력 반응 테스트를 통해서 스스로 해답을 얻을 수 있다고 했다.

토리노 성의 사진에서 나오는 빛(또는 기운)을 오-링 테스트로 자신의 기력의 변화를 통해서 느끼고, 그 의미를 깨닫는 방법은 바로 호킨스 박사가 제시하는 방법과 동일한 것이다.

오-링 테스트에 대한 자세한 정보는 www.토리노 성의 치유.com을 참조하시기 바란다.

*

올바른 오-링 테스트 방법

오-링 테스트는 올바른 생명 정보를 얻을 수 있는 인체의 자가 감지 능력을 이용한 것이다.

내 생명이 잘되는 파동 에너지에 접하면 나의 기력이 강해지고 내 생명을 손상시키는 파동 정보에 접하면 나의 기력이 약해지는 아날로그 생명전기 작용을 이용한 것이다.

① 몸에서 모든 금속물(시계, 반지, 팔찌, 휴대폰 등)을 벗어 놓도록 한다.

② 왼손을 몸의 약한 부위(평소 아픈 곳이나 왼쪽 젖가슴 심장 부위)에 대고 오른팔을 쭉 뻗은 채로 오른손 엄지 손가락과 두 번째 손가락(힘이

센 남자들은 3번째 손가락)의 지문 부위를 맞대어 동그란 고리 모양 (O-Ring)을 만든다.

③ 다른 사람으로 하여금 양손 세 번째(中指) 손가락을 나의 둥근 고리 형태로 맞댄 손가락 안으로 넣어서 바깥 쪽으로 천천히 벌리는 연습을 한다. 이때 당기는 사람은 '하나, 둘, 셋' 하며 서로가 힘을 줄 수 있는 예비 시간을 두며 호흡을 맞춘 후 천천히 최대한으로 힘을 쓴다. 최대한으로 힘을 주고 버틴다는 것은 손에만 힘을 주도록 하며 몸을 비꼬며 어깨에 힘을 주거나 이를 악물지 않도록 주의한다. 수 차례 반복 연습을 하는 가운데 자신의 평상시 기력을 가늠하여 그 느낌을 기억하도록 한다.

④ 이 책에 나오는 사진 위에 좌측 한 손을 대고서 다른 손은 팔꿈치를 쭉 편 채로 오-링 테스트 자세를 취하고 호흡을 크게 세 번 한 후 위와 같은 요령으로 천천히 당겨 보며 기력의 변화를 느껴 본다.(기력의 변화가 없으면 손바닥 대신에 손등을 대고서 다시 해본다.) 만일 기력이 크게 증가한다면 그 형상의 사진에서 생명을 살리는 빛(또는 기운)이 있음을 뜻한다.

⑤ 평소 몸이 아프거나, 약한 부위에 한 손을 대고 다른 손으로 오-링 테스트를 하여 먼저 자신의 기본 힘을 가늠해본다. 아픈 부위에 손을 대면 대체로 힘이 매우 약하다. 이어서 같은 자세를 취한 채 책에 나오는 형상이나 사진을 바라보며 7초 가량 경과 후 다시 오-링 테스트를 해본다. 만일 기력이 크게 증가한다면 그 형상의 사진에서 생명전기를 잘되게 하는 신성한 빛이나 기운이 있음을 뜻한다.

토리노 성의에 나타난 예수님 형상이 누군가가 만들어낸 가짜 형상이라면 성스러운 빛을 내지 못할 것이다.

만일 독자들이 오-링 테스트를 통해 크게 힘이 강해지는 놀라운 체험을 하게 된다면 그것은 우리 몸의 생명전기를 충전 시켜주는 신성한 빛을 만났기 때문이다. 예수님의 몸에 남아있던 생명의 빛(또는 기운)이 시간과 공간을 초월하여 아날로그 회로를 통해 우리에게 전해지고 느껴지는 것이다.

이와 같은 아날로그적 인식을 통해 예수님과 성령의 빛을 만나고 무엇이 길이고, 생명이고, 진리인가를 깨닫게 될 때에 우리는 비로소 자유로워진다.

예수님과 우리의 영혼을 구속하는 일부 그릇된 과학과 종교의 독선과 편견으로 부터!…

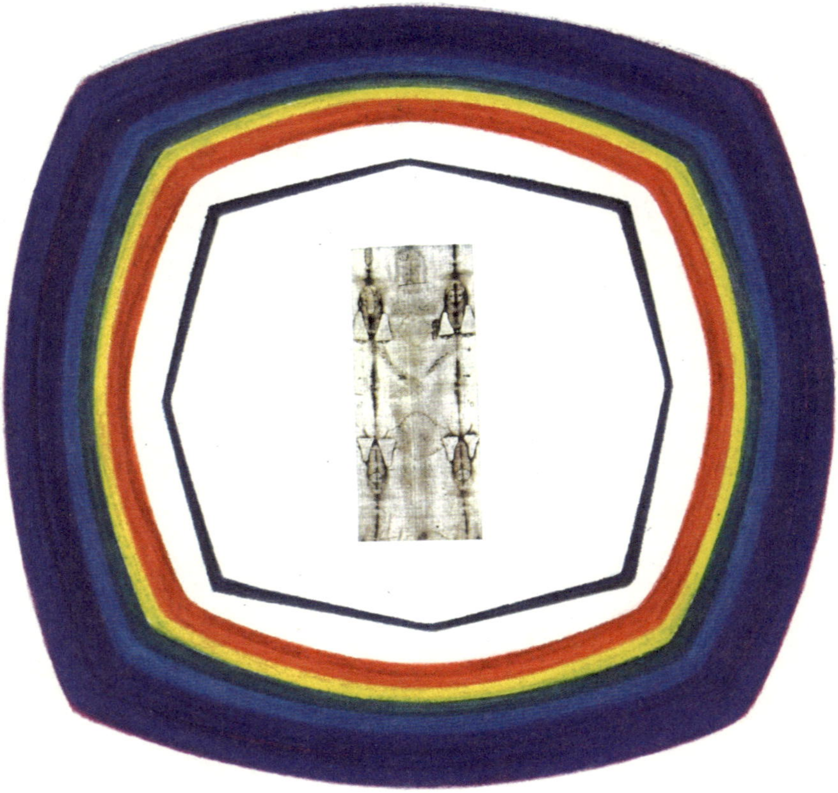

빛이 내린 토리노 성의 (전면)
한 손을 형상 위에 대고 오-링 테스트를 하여 평소보다 근력이 크게 강해지는 것을 느껴 보시라.
힘이 크게 강해진다면 이 형상 위에 치유의 빛(힘)이 있음을 알 수 있다.

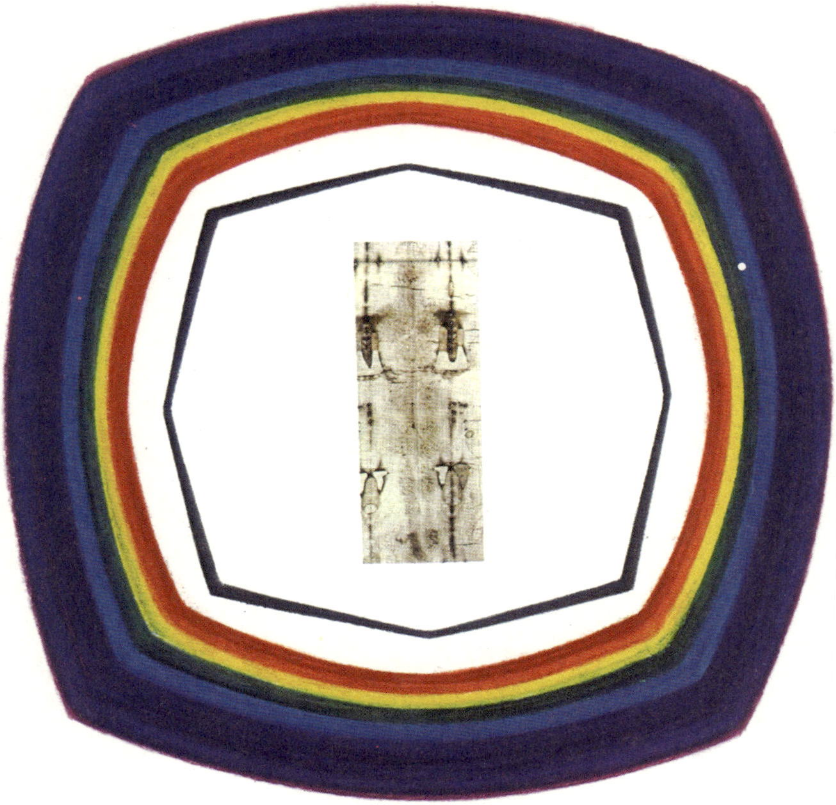

빛이 내린 토리노 성의 (후면)

자기 이마에 한 손을 대고 성의를 바라보며 오-링 테스트를 해 보시라. 한편 성의를 보지 말고 오-링 테스트를 하여 힘의 차이를 비교해 보시라. 힘이 크게 강해진다면 이 형상 위에 치유의 빛(힘)이 있음을 알 수 있다.

人

"신성의 빛이란

바로 인간의 생명전기를

다시 충전시키고

심신의 건강을 회복시켜 주는

생명치유의 근본입니다."

04

병의 근본 원인과 치유법

*

생명전기가 소진 되면 병 든다

인체란 하나의 거대한 화학 공장에 곧 잘 비유된다.

음식을 소화, 해독, 흡수하는 위장, 간장, 산소를 받아들이는 폐, 혈액 순환을 담당하며 쉬지 않고 뛰는 심장 등 그 모든 것이 거대한 화학 공장이 돌아가는 것과도 같다.

화학 공장이 원만히 돌아가는데 가장 중요한 것이 무엇일까?

좋은 원료를 쓰는가?… 생산 공정에 알맞은 온도와 습도를 유지하는가?… 우리 몸도 이와 마찬가지이다. 좋은 음식을 먹는가?… 알맞은 습도와 온도를 유지하는 쾌적한 생활 환경인가?…

그러나 그런 것보다 더욱 중요한 요소가 있다. 바로 공장 내에 흐르는 전기이다. 전기 공급에 문제가 생기면 공장 가동에 근본적인 차질이 생기게 된다.

더 쉬운 예로 인체를 자동차에 비유해 보자. 새로 산 차일지라도 배터리가 다 소진되면 엔진 시동도 걸리지 않고 라이트 불도 켜지지 않는 죽은 차로 변하고 만다.

이와 마찬가지로 인체에도 전신을 흐르는 미세 생명전기가 있어서 전신 기능을 조절하게 되어 있다. 이와 같은 생명전기에는 디지털과 아날로그의 두 종류가 있어서 건강 유지에 근본적인 역할을 한다는 것이 최신 의학 연구에서 밝혀지고 있다. 건강검진에서 뇌전도, 심전도검사란 뇌와 심장에 흐르는 생명전기의 상태를 체크하는 것이다.

한방에서 말하는 기(氣)란 생명전기를 뜻한다고 볼 수 있다. 그러나 이와 같이 중요한 인체 내의 미세 생명 전기는 외부의 나쁜 물질파나 전자기파에 의하여 크게 영향을 받아 손상되기 쉬운 약점이 있는 것이다. 따라서 생활 속에서 그런 문제들을 주의해야 생명전기를 보호하고 건강을 지킬 수 있다.

몇 가지 실례를 찾아보자.

*

잘못된 의 · 식 · 주

첫째, 음식물의 질이 자기 체질에 맞는 것을 가려서 먹어야 한다.

음식물의 질이란 그 물질이 갖는 기운의 파장이다. 육류의 단백질을 섭취하는데 소고기, 닭고기, 돼지고기가 각기 질이 다르다.

평소 차가운 냉수를 잘 마시는 사람은 기운이 냉한 돼지고

기가 잘 맞는다. 반면 더운 물을 잘 마시는 사람은 기운이 열한 닭고기가 좋다. 따라서 체질에 맞는 식이요법이나 음식궁합 같은 말들이 유행을 하게 되었던 것이다.

자기의 체질을 바르게 진단받아 알맞은 음식을 먹는 것이 매우 중요하다.

둘째, 옷은 보온 보습이나 통풍이 잘되고 꼭 끼지 않고 넉넉하면 좋다고들 말한다.

옷은 천연 섬유인가 화학 섬유인가부터 질이 다르다. 또 염색을 어떻게 했는가에 따라서 기운 파장이 달라진다. 또 형광 염료나 표백제 유화제 같은 것으로 표면 처리를 하여 고급스럽게 만든 옷일수록 나쁜 기운 파장이 더 나온다.

나이론, 레이온 섬유 제품이 특히 나쁘고 폴리에스텔 계통은 괜찮은 편이다. 면 섬유가 제일 좋다. 형광 염료를 써서 색상이 튀는 옷이 건강에 제일 해롭다.

셋째, 주거 환경이 중요하다.

땅에는 지자기파라 물리는 파동 에너지가 있다. 정상적인 지자기파는 시계 방향으로 도는 우선성 파동인 반면, 수맥이 흐르는 곳은 시계 반대 방향의 좌선성 파동이 나온다. 이는 인체에 해로운 수맥파이다. 수맥을 피해서 잠자리나 공부 책상의 위치를 찾는 것이 매우 중요하다. 수맥파는 인체 내의 생명전기를 교란, 손상시키고 건강을 약화시킨다.

집안에서 나쁜 물질파를 내뿜는 것은 얼마든지 있다. 시멘트 벽 위에 회벽도 바르지 않은 채 벽지나 바닥 장판을 그대로 바르게 된다. 벽지나 장판, 마루 등 바닥 소재나 접착제가 내뿜는 물질파가 몸에 크게 나쁜 것들이다.

이른바 새집증후군이라고 하는 실내 장식 소재에서 나오는 나쁜 물질파가 우리의 생명전기를 손상시킨다.

최근 유행하는 고층 아파트는 창문이 한쪽 벽에만 있어 통풍이 잘 안되고 햇빛이 부족하다. 맑은 공기와 햇빛이 부족하면 몸의 생명전기를 재충전시키는 힘이 약해진다. 좋지 않은 주거 환경이다.

*

유해 전자파와 형광물질

수맥파같이 시계 반대 방향으로 또는 좌선성 파동 에너지가 나오는 것이 또 있다.

TV나 컴퓨터 모니터 화면에 나오는 빛이 바로 그것이다. 따라서 TV나 컴퓨터나 게임기 단말기, 휴대폰 화면을 켠 채로 한 손을 대고서 오-링 테스트를 해보면 힘이 크게 빠진다. 이는 단순한 유해 전자파 때문만이 아니고 형광 물질을 화면에 사용하기 때문이다.

어린이용 만화 영화나 PC 게임을 형광 염료로 처리했기 때문에 색깔은 선명하나 그 파동 에너지는 너무도 나쁘다. 전자파와 형광 파장이 복합되어 어린 아이들의 생명전기를 손상시키므로 건강이 나빠지고 알러지, 아토피, 시력저하, 틱장애 등이 발생한다.

실내에서 무선 인터넷 단말기나 광케이블에서 나오는 전자파가 우리 몸의 생명전기를 크게 약화시킨다. 또한 집 주변에 휴대폰 기지국 안테나 또는 고압선이 지나가면 전자파로 인해 몸 안의 생명전기가 손상되고 건강을 크게 해친다.

디지털 문명시대에 들어 휴대폰, 컴퓨터 등의 과다 사용으로 인한 유해 전자파가 우리 몸의 생명전기와 건강을 손상시키는 정도가 너무도 심각하다. 이로 인해 이삼십대의 젊은 층에서 만성피로, 우울증, 이명(귀울림), 정신집중력 저하로 학업이나 직장 생활에서 낙오되는 환자들이 급증하는 추세이다. 앞으로 국민 건강과 사회 발전에 큰 문제가 될 것이다.

*

나쁜 감정이나 의식

우리는 스스로 마음 속에 갖는 어떤 감정이나 생각이 과연 건강에 어떤 영향을 미치는가를 잘 모르고 살아간다. 감정이나 생각들이 우리 몸에 미치는 영향을 사진을 찍는 영상 진단이나 혈액 검사처럼 해볼 도리가 없기 때문이다.

그러나 오-링 테스트를 통해서 그 영향력을 실감해 볼 수 있다. 한 손을 가슴 한 가운데(두 젖꼭지 사이)에 댄 채로 다른 손은 오-링 테스트 자세를 취한다. 잠시 정신을 모아서 평소 사랑하는 사람을 마음 속으로 그리며 호흡을 길게 세 차례 한 후 이어서 오-링 테스트를 해본다. 평소보다 힘이 강해지는 것을 느낄 수 있을 것이다.

한편 평소 싫어하는 사람을 떠올리고 그 사람으로 인해서 불쾌하고 마음 상했던 일을 생각하며 앞서와 같이 오-링 테스트를 해본다. 힘이 크게 빠지는 것을 분명히 느끼게 될 것이다.

자신의 마음을 자기 스스로 헤아리기가 쉽지 않다. 그러나 자신의 속 마음의 오-링 테스트라는 근력 측정의 형태로 너무도 명백히 드러나는 것을 보면 우리의 몸은 마음에 담긴 정보를 그대로 드러내 보인다는 것을 알 수 있다.

자신의 건강을 위해서라도 마음에 맺힌 원한이나 분노를 잊어 버리고 용서하는 마음을 지니라고 한다. 그러나 어디 그게 말처럼 쉬운 일인가?!… 매일 매일 얼굴을 맞대야 하는 부부 사이나 시집식구와의 갈등, 직장 동료나 상사와의 문제에서 멍들고, 시커멓게 타버린 가슴 속을 어찌할 것인가?…

머릿속으로는 이미 용서하고 털어 버린 묵은 감정들이라도 정작 오-링 테스트를 해보면 힘이 크게 빠진다. 머리 속에서는 잊혀진 듯 해도 마음 속에는 남아 있는 것이다.

어떻게 하면 나쁜 감정과 의식으로부터 자유로워질 수 있을까?

토리노 성의 예수님 빛으로 우리 몸의 손상된 생명전기를 다시 회복하는 것이 마음의 상처를 치유하는 근본이 된다.

*

생명전기를 회복하면 병은 치유된다

필자는 사람의 신체 내부에서 미세하게 움직이는 생명전기를 몸으로 느끼며 많은 환자들을 치료하는 가운데 환자 몸의 병적 부분은 건강 부위와 생명전기의 극성(극성이란 자석 N.S극, 전기의 +, - 극으로 보아도 좋다.)이 반대로 되어 있다는 것을 알게 되었다. 병의 원인은 잘못된 의, 식, 주, 전자파, 나쁜 감정 등으로 다양해도 결국은 생명전기가 손상되어 병든 것이다. 따라서 어떻게 하면 그 환자들의 망가진 생명전기를 정상으로 바꾸어 놓을 수 있을까 하는 것을 무던히 애를 쓰며 연구했다.

그것은 최신의 암치료 연구를 하던 독일이나 미국의 의학팀이 연구하던 것과 비슷했다. 그들의 최신 이론에 의하면 세포의 전기적 극성이 바뀌면서 암세포가 된다는 것이였다.

"…암세포는 정상 세포와는 달리 세포막 외벽에 음전하가 증가되고 세포막 내벽에 양전하가 증가되는 불균형이 늘 계속되며, 그런 전기적인 불균형 상태는 유전정보를 교란시키고 세포를 무한 분열시켜서 결국 암덩이로 변하게 된다…"

필자는 어떻게 하면 암 환자의 극성이 바뀐 병적인 생명전기를 정상적으로 바꾸어 놓을 수 있을까하며 온갖 노력을 다 기울였다.

그 당시 필자의 진료실에는 킬리안 氣 사진 진단기, 레이저 광선 경락 치료기, 교류와 직류 자기장을 함께 방출하는 자기장 치료기, 테슬러 코일을 이용하여 7만 볼트의 고전압을 발생시켜 우리 몸을 구성하는 질소, 수소, 산소 등 10여종의 주요 원소를 방전시키는 光파장 공명 치료기 등이 있었다. 그 빛의 파장이 우리 몸 안에 깊숙이 침투하여 세포막 사이의 비정상적인 전기적 불균형을 정상화시킨다는 최신 치료였다.

각각의 치료 결과 환자에게서 나타나는 치료 효과에는 차이가 있어도 모두에게 근본적으로 동일한 변화가 나타났다. 그것은 모든 환자의 생명전기의 흐름이 좋아진다는 사실이다.

환자의 몸에는 크게 두 가지 생명전기의 흐름이 나타났다. 하나는 하복부에서 배꼽을 지나 머리 정수리로 올라온 뒤 척추를 타고 내려가는 것이고 또 하나는 엉치뼈 아래서부터 생명전기가 척추 양쪽을 타고 머리로 올라와 아랫배로 내려가는 큰 흐름이었다.

이른바 한의학에서 말하는 '임독맥'을 따라서 氣가 도는 것이었다. 실제 이렇게 반대 방향으로 두 흐름이 동시적으로 일어나는 것을 기수련을 하는 이들은 소주천(小周天)흐름이라고 하는 것이었다

많은 임상 결과 놀랍게도 그와 같은 임독맥을 중심으로 정상적인 생명전기의 흐름이 유발되도록 알맞는 치료를 하는 경우는 암을 비롯한 여러 종류의 난치병이 반드시 호전된다

는 사실이었다. 한걸음 더 나아가서 그 치료법이 특수 의료 전자기기나 한방요법이 아닌 다른 방법으로도 가능하다는 사실을 깨닫게 되었다.

"…그렇다! 단전호흡이나 요가, 명상, 기도, 종교 수행 등이 모두가 궁극적으로는 우리 몸 안에서 그런 생명전기의 흐름을 각성시키는 것이다! 따라서 그런 수행을 통해서도 병이 낫게 되는 것이다!…"

이러한 필자의 깨달음은 생명력의 실체랄까 자연 치유력의 근본이 무엇인가를 알게 해주는 것 같았다.

"…그것은 몸 안에 생명력의 근원으로서의 생명전기장!… 그것은 생명의 실상으로서의 영혼같은 존재!… 어쩌면 神의 형상을 닮은 인간의 원형!… 바로 그것이다!…"

필자는 거기에 점점 더 깊이 빠져들어 갔다. 결국은 3차원과 4차원이 만나는 경계선을 넘나들며 오랜 세월을 보내야만 했다.

그 결과 인간의 지혜나 노력이 궁극에 이를 때 신이라 설정된 또 다른 세계와 통하게 됨을 알았다. 거기에는 과학과 종교, 인간과 신, 그리고 인술과 신유가 둘이 아니고 하나임을 깨닫게 되었다.

마침내 병든 인간의 꺼져가는 생명전기를 다시 살리고 병든 이를 고치는 치유의 근본을 체득하게 되었다고 감히 말하고 싶다.

그것이 바로 토리노 성의 예수님 빛 치유이다. 성의 빛이란 바로 인간의 생명전기를 다시 충전시키고 건강을 회복시켜 주는 생명 치유의 근본이다.

눈에 보이지 않는 그 빛이 추상적 관념이 아니고 손끝에 느낄 수 있는 사실(진리)임을 세상에 보이고자 한다.

05

생명전기에는 디지털과 아날로그가 있다

*
신과 인간 : 인식의 차이

1940년대 인체의 대뇌에 전류가 흐른다는 사실이 알려진 이후 하버드 의대와 MIT 공대 교수들은 인체가 어떻게 외부의 자극(정보)을 받아들이고 인식하는 가를 연구했다.

그 결과 인체에는 디지털(Digital)과 아날로그(Analog)의 두 가지 생명전기와 통신 회로가 있음을 알게 되었다. 그 후 컴퓨터나 휴대폰 발명에 있어 이러한 연구가 밑받침이 된 것은 물론이다.

한편, 이 연구를 통해 인간 두뇌의 디지털과 아날로그 2가지 생명전기 작용이 세상과 신을 어떻게 인식할 수 있는가 하는 문제를 새로운 관점에서 살펴보려 한다.

*
디지털은 5감 신경, 아날로그의 경락 · 氣 · 육감

우리가 자연의 사물을 보고, 듣고, 냄새 맡고 맛보고 손으로 만져보고 무엇인가를 인식하는 것은 디지털 방식의 5감 신경계를 통해서 이루어진다.

신경 전도란 되면 되고 안되면 안되는 방식으로 '예'와 '아니오'가 분명한 2분법의 논리 체계라는 특성이 있다.

이는 '1과 0'체계로 지탱되는 디지털 컴퓨터와 동일한 정보 전달 체계이다. 인간이 '선'과 '악'을 분별하는 선악과 열매를 따 먹은 것은 2분법적인 디지털 회로가 각성된 것을 뜻하며 그로 인해 지혜가 신처럼 밝아진 결과 오늘의 디지털 문명을 이룬 것이다.

그러나 우리들은 하늘과 땅 사이에서 미세하고 연속적인 수많은 에너지 자극을 받으며 살아간다.

땅에서 오는 지자기파, 수맥파, 공중 방송파, 특히 해와 달과 오행성의 전자기파장이 인체에 미치는 자극을 디지털 방식의 5감신경계는 느끼지 못한다. 그러나 우리 몸에는 이와 같은 모든 미세한 파동 에너지(정보)를 인식하는 또 다른 정보 전달 체계가 작동하고 있으니 그것을 아날로그(Analog)라고 한다.

이 아날로그(Analog) 체계는 미세하지만 연속적인 모든 외부의 자극을 느리나마 지속적으로 감지하여 생명 현상을 조절한다. 늘 변화하는 외부 여건 속에서 우리 몸이 일정한 평형 상태나 생체 리듬을 유지하는 것도 아날로그 체계가 작동하기 때문이다. 보통 평상시 영감이 떠오른다거나, 육감이나 직감으로 느낀다고 말하는 인지 능력이 바로 이런 아날로그 정보 체계인 것이다.

*
입자 세계를 보는 디지털 회로와 파동 세계를 보는 아날로그 회로

20세기 초기까지 뉴턴의 물리학이 세상을 지배하였다.

당시 물질이란 원자라는 작은 입자들이 모여서 이루어진 단단하고 덩치 큰 입자라고 생각했었다. 따라서 현상의 물질 세계란 5감 신경으로 보고, 듣고, 냄새 맡고, 만져 보아서 느껴지는 그대로의 구체적인 존재였다.

따라서 5감 신경의 디지털 회로를 통해 인식되는 입자적인 세상이 물질론적 과학의 대상이었고 현실 세계로 인정되었던 것이다.

그러나 이후 양자 물리의 발전으로 물질을 구성하는 원자핵이나 전자가 그 근본 물질이 단단한 입자뿐이 아니고 파동적인 성격을 동시에 갖는다는 사실을 알게 되었다. 이런 사실은 "빛은 입자인가?… 파동인가?…"를 두고서 많은 연구를 한 결과 빛은 두 가지 특성을 동시에 갖는다고 알게 되었다.

우리는 이 세상의 입자적인 모습은 5감 신경계의 디지털 회로를 통해 감지된다. 반면 파동적인 세상이란 아날로그 회로를 통해서 알게 모르게 인지하게 되는 것이다.

그것은 보이지는 않으나 존재하는 한 세상의 신비한 모습이었고 인간은 거기에 신과 신의 세계라는 영역을 설정하였다.

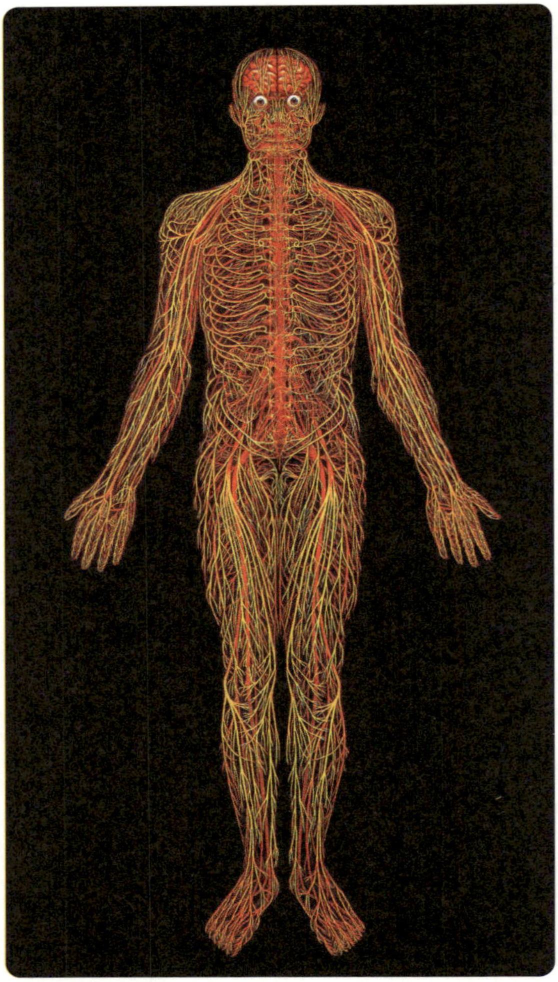

디지털 회로의 인체도
신경주기를 통한 신경전류가 디지털 전기작용이다.

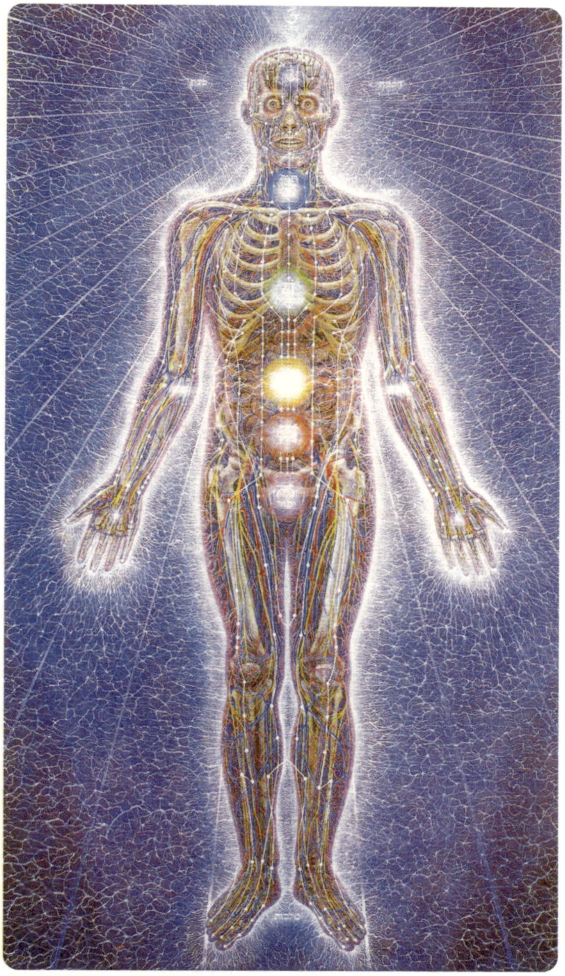

아날로그 회로의 인체도

경락과 챠크라를 통한 기(氣)가 아날로그 전기작용이다..

*
디지털 회로의 유한 정보와 아날로그 회로의 무한 정보

인간은 디지털 회로인 5감 신경계를 통해서 입자적인 세상을 보며 그것이 무엇인지를 보고, 듣고, 냄새로 맛으로 또는 만져보고 안다. 그것은 일정한 규격으로 양을 셀 수 있는 유한한 정보 세계이다.

한편으로 인간은 아날로그 회로를 통하여 보이지도 않고 셀 수도 없는 파동적인 세상의 모든 정보를 받아들인다. 그것은 무한한 정보 세계이다. 즉 빅뱅의 별빛에서부터, 잠자리의 수맥파, 휴대폰이나 컴퓨터의 전자파, 시기하는 이의 눈초리나, 사랑하는 이의 기도, 성령이라 불리우는 신성의 빛까지도 자신도 알게 모르게 '총체적, 연속적'으로 받아들인다.

달리 말한다면 디지털 정보 체계로서의 우리 몸은 '유한'하나 정보 체계로서의 몸은 '무한'하다.

그렇다면 무한 정보 체계로서의 우리 몸이 갖는 아날로그적 특성이란 무엇일까?

눈이란 감으면 안 보인다. 또 귀란 막으면 안 들리고 그만이다. 이것이 시신경, 청신경의 디지털 회로로서의 특성이다.

그러나 우리는 눈을 감아도 눈에 선한 모습이 보이고 그것을 그리워하기도 한다. 또한 듣지 않아도 귀에 쟁쟁한 이른바 '소리 없는 아우성'까지도 듣고 마음 아파한다. 이것이 아날로그 회로인 우리의 생명이 싫든, 좋든, 원하든, 원치 않든 (분별함이 없이) 보고 (보이고), 듣는 (들리는) 방식인 것이다.

따라서 생명의 아날로그적 특성이란 밖으로부터의 모든 자극(파동 정보)을 있는 그대로 받아들여서 늘 영향을 받고 흔들리면서 생명이 잘되기도 하고 때로는 잘못되기도 하는 것이다.

그것이 바로 신의 형상을 닮았다는 인간의 특성이며 영혼의 인식 방법인 것이다.

*

영혼이라 불리는 아날로그 생명장

대뇌의 아날로그 회로가 감지하는 파동 정보에는 '전체적, 연속적'이라는 특징이 있다. '연속적 정보'라는 것은 시간적으로 영원함을 뜻하며 '전체적 정보'란 전 공간 안에서 발생하는 모든 일로써 정보의 무한성을 말한다. 좀더 비약하면 그것은 영원무궁한 정보 체계요, 전지 전능의 정보 체계라 할 수도 있겠다.

이와 같은 무한한 인지능력이 우리 몸 안에 있음을 두고서 우리 안에 신이 내재한다든가 인간이 신의 형상을 닮았다고 말할 수 있으리라. 따라서 그것은 '신의 눈(神目)'이나 '하늘의 눈(天目)'이라 불리는 정보 체계와 통할 수 있으며 또한 시공을 초월하여 연속선으로 이어져 오는 실(絲) 그물 같은 정보망을 연상케 한다.

불가(佛家)에 인연(因緣)이라는 말은 이런 아날로그 정보의 실(絲)타래가 교차되어 비롯된 것을 뜻함이요, 연기연멸(緣起緣滅)이라는 말도 이런 아날로그 정보의 실타래가 얽히고 풀리는데 따라서 생성 소멸하는 세상사의 이치를 더듬어 본 것이리라.

이와 같이 실타래 같은 영혼의 줄을 통해서 본 아날로그적 생명이란 한 생애 60년에 한정되는 것이 아니다. 윤회를 통하여 계속 이어지는 생명일 수도 있으며 달리 보면 '영원한 생명' 일 수도 있다.

또한 시공(時空)을 넘어서 누적된 생명 정보는 아날로그 회로 안에 입력된 채로 현생에서 살아가는데 알게 모르게 작용을 한다. 우리는 그것을 영혼이 육신에 깃드는 형태로 보아 왔다. 이런 영혼이 육신적 삶과 의식 활동에 어떻게 영향을 미치는가 하는 사실을 가늠할 만한 현인들의 지혜를 살펴보자.

① 맹자는 인간에게 꼭 생각하지 않고도 스스로 잘 알 수 있고 배우지 않고도 잘 할 수 있는 능력이 있다고 보았고 이를 두고 '양지(良知) 양능(良能)'을 말한바 있다.

② 칸트는 우리가 꼭 경험해 보지 않은 것도 처음 겪는 가운데 잘 알 수 있는 인식 능력이 있다는 인식의 '선험성(a priori)' 말했다.

③ 칼융은 오랜 인류의 체험을 통해 누적된 인식이 새로 태어나는 인간에게 인식 능력으로 남아있다고 보고 이를 '집단 무의식'이라 했다.

④ 불가에서는 마음속 가장 깊은 곳에 감춰진 잠재된 의식으로서 실제로는 나 모르게 늘 작용하는 근본적인 의식 작용을 아뢰야식(阿賴耶識)이라 한다. 이는 인간이 행한 모든 선, 악의 업력이 하나의 정보(씨앗)로서 남아 있다가 그것이 나타날 인연을 만나게 되면 그 정보가 다시 살아나게 되어 세상 일로 이어지게 된다는 것이다. 이를 두고 아뢰야식 연기론이라고 말한다.

⑤ 중세 독일의 신학자 마이스터 엑카르트는 영혼의 근저에는 '불꽃'같은 빛이 있어 세상의 모든 이치를 알 수 있는 '지성'이 거기에 있다고 했다. 이 '불꽃'이나 '지성'은 창조되지도 않은 '영혼 안에 본래 있는 어떤 힘'으로 신의 형상을 닮은 인간이 신을 인식하는 힘이라고 했다.

이 모두가 인간의 의식과 무의식의 세계를 알게 모르게 이어주는 영혼의 인식 방법으로서의 아날로그 정보 체계의 본질을 그 나름대로 설명한 것이라 할 수 있다.

이렇게 인류의 역사란 수많은 영혼줄들이 마치 실타래처럼 엉키고 꼬여서 커다란 그물을 짜나가는 것이다. 그 속에서 '통시적(通時的)이며 유기적으로 집적된 아날로그 생명 정보 체계'를 인간 생명의 본질로 보아 이를 '아날로그 생명장'이라 부르려 한다. 또 거기에 이른바 '영혼'이 기능을 한다고 보려 한다.

또한 이런 통시적 존재로서의 '생명장(영혼)'은 그 아날로그 회로를 통해 다른 생명장에 접속시킬 수 있으며 그로 인해 시대와 공간을 넘어서 원하는 정보를 주고 받을 수 있는 것이다. 이른바 계시나 예언, 기도응답, 성령치유은사 등이 예가 된다.

토리노 성의에 나타난 예수님 형상이란 다름 아닌 예수님 '아날로그 생명장'에서 발산되던 강한 빛이 각인된 이미지라고 나는 본다.

따라서 아날로그의 특성대로 영속적이고 전체적인 예수님의 생명 에너지(영원한 생명)를 지금까지 우리에게 전하고 있는 것이다.

*

아날로그 생명장(영혼) 일깨우기

이와 같은 우주적이고 통시적인 아날로그 생명장에 접속을 하려면 먼저 우리 뇌 안의 '감각과 분별의 세계인 디지털 회로'를 잠재워야 한다. 그리고 '순수 영성이나 직관의 세계인 아날로그 회로'에 불을 켜야만 한다. 그것을 일찍이 성서에서는 '선과 악을 분별하는 인지의 나무 열매'를 먹지 말고, '영원한 생명으로 가는 생명 나무 열매'를 먹는다 했던 것이다. 또 불가(佛家)에서는 2분법적인 '분별 지심'을 넘어서 '무분별 대법'의 세계로 나아가라 했던 것이다.

이것을 이루기 위한 인간의 노력이 이어져 역사적으로 여러 민족에게 고유한 방법이 발전되었다.

참선, 요가, 기(氣)수련, 명상, 기도, 종교적 수행, 믿음 등을 통하여 몸과 마음을 닦는 공부를 하는 것이다. 그 결과 신명을 밝히고 영성이 충만하면 자신의 잠재된 여러 능력(방언, 예언, 치유)들이 개발되는 것이다.

이런 과정에서 일어나는 심신의 변화를 잘 관찰하여 기록된 것이 이른바 인도 요가에서 말하는 '쿤달리니 각성'이며 우리네 전통 기(氣)문화에서는 '대, 소주천 운기'라 한다. 한편 불가에서는 '견성, 깨달음'이라 하고, 그리스도교에서는 그리스도 안에서 성령과 불(빛)로 거듭난다고 하는 것이다.

*
영혼의 2가지 인식 기능

만일 인간에게 디지털 회로만 작용한다면 인간은 위아래 또는 앞뒤 동작만으로 로보트처럼 걸을 것이다. 그러나 아날로그 회로가 동시에 작용하기 때문에 인간은 우아하게 춤을 추고 날렵한 스포츠를 연출할 수 있는 것이다.

인간의 의식이 디지탈 회로만이라면 흑백 논리의 이분법(二分法)이 되겠지만 아날로그 회로 덕분에 믿음 또는 직관, 추억 같은 섬세한 정신 작용이 가능한 것이다.

서양 철학에서는 인간에게 두 가지 인식 능력이 있다고 한다. 수를 셀 줄 아는 '셈하는 능력'과 어떤 사물의 '의미를 아는 능력'이다. 철학자 파스칼은 전자를 '기하학적 정신' 후자를 '섬세한 정신'이라 했다. 그런 인식 체계를 필자는 '디지털적 인식'과 '아날로그적 인식'이라고 보려 한다.

한편 중세 신학자인 엑카르트는 인간의 인식 작용을 영혼의 기능으로 보고 그의 영혼관을 피력했다.

엑카르트는 영혼의 기능을 높고 낮은 두 종류로 구별한다. 그에게 영혼이란 두 얼굴을 가진 존재이다.

하나는 세상을 향하고 세상과 관여하는 영혼이고, 다른 하나는 하나님과 영원한 세계를 향하는 영혼이다.

엑카르트는 전자를 감각기관(5감 신경)을 통해 사물들을 관여하는 '육체적 영혼'이라고 했다. 이는 5감 신경을 통해 외부 사물을 인지하는 '디지털 회로'에 해당한다고 보겠다.

한편 신과 영원의 세계를 향하는 영혼이란 기억과 의지, 종교적 사유를 하는 고급 이성으로써 엑카르트는 이를 내적 인간을 구성하는 '정신적 영혼'이라고 불렀다. 이는 '아날로그 회로'의 기능에 해당한다고 볼 수 있겠다.

이 세상에는 두 가지 종류의 사람이 있다. 하나는 '보이는 것만 믿는 사람'이고, 또 하나는 '믿는 것만 보이는 사람'이다. 전자를 과학적인 사람이라면 후자는 종교적인 사람이다. 전자는 디지털적 인식이 발달한 반면, 후자는 아날로그적 인식이 발달한 사람이다.

과학은 "맞느냐?, 틀리느냐?" 라는 의심을 통해서 발전하는 반면 종교는 맞고 틀림을 넘어서 "믿습니다!" 하나로 힘을 발휘한다.

"남자 관계없이 처녀가 혼자 임신했다더라!"

누군가 이렇게 말한다면 세상 모든 의사들은 그 사람을 정신 이상이거나 무식의 소치로 치부할 것이다. 그러나 그런 의사들 중에는 주일날 교회에 나가서 "동정녀 마리아가 성령으로 잉태했다!…"는 말씀을 열심히 암송하며 "믿습니다!"를 연발하는 이들 또한 많은 것이다.

어느 한쪽이 틀린 것이 아니다. 인간의 두뇌 회로에는 양쪽이 다 가능한 정신 작용이 있다는 말이다.

*

디지털 과학과 아날로그 과학

현대 서양 과학 문명은 디지털 회로의 의식 작용이 주류를 이룬 결과이다.

따라서 '미세하고 연속적인' 자연계의 모든 정보가 '디지털식' 신경계에서 '있다, 없다' 식으로 분명히 감지되지 않을 경우 과학은 그것을 존재하지 않는 관념적인 것이나 무의미한 잡음(Noise) 정도로 치부해 버렸다.

한편 그처럼 있는 것 같기도 하고 없는 것 같기도 한 신비한 자연 현상 위에 인간들은 신성 불가침한 신(神)의 영역을 설정하였고 종교를 만들었다.

한편 동양에서는 '아날로그 파동 에너지를 기(氣)라는 실체'로 보고 기에 대한 파악을 생활 속에서 일상화해 왔다. 따라서 기(氣), 기분, 기운이라는 일상 용어가 우리에게 있어서 전통적으로 아날로그 파동 에너지에 대한 이해가 얼마나 발달되었는가를 단적으로 증명해 주는 것이다.

현대 의학은 인체에 대한 아날로그적 파동에너지의 영향을 잘 모르거나 무시하려 한다. 고작해야 심인성(心因性)이나 신경성이라는 그럴듯한 의학 용어를 내세워 잘 알지 못하는 신경 생리의 한 변수로 간주하려 한다. 그것은 인체의 '아날로그 생명장'의 작용을 진단할 수 있는 객관적인 방법이 없기 때문이다.

현대 의학에는 아날로그 생명장 내에 작용하는 생명전기

나 기의 변화를 감지하는 정밀한 의료 장비나 진단법이 아직 없다. 따라서 그런 것을 스스로의 기분이나 기력(氣力)의 변화로 인체 스스로 감지하는 것이 가장 정확한 것이다. 흔히 '기분이 좋다, 나쁘다', '기력이 있다, 없다'가 바로 그런 아날로그적 건강 진단의 척도이다.

그 가운데 기력(氣力)의 변화를 감지하는 방법으로 최근 서양에서 발달한 것이 오-링 테스트이다. 일반 독자들이 손쉽게 접근할 수 있는 방법으로 오-링 테스트를 통해 기력(근력)의 변화를 감지하여 인체 내에 미치는 기(氣)나 빛의 형태인 파동 에너지의 작용을 진단하는 것이다.

한편 최신 개발된 뇌파 검사법과 분석 프로그램을 사용하여 오-링 테스트에 의한 기력의 변화에 따른 일정한 뇌파 이상의 변화가 측정되는 것을 확인한 바도 있다. 뇌파 변화의 측정을 통해 오-링 테스트의 신뢰도를 의학적으로 확인하게 된 것이다.

인체 내의 아날로그 생명장을 인간의 영혼이라고 이해한다면, 바로 그 생명장(영혼)에 작용하여 인간의 생명전기를 잘되게 하는 신성의 빛이란 바로 신의 은총이라 하겠다.

따라서 아날로그 생명장 회로가 잘 각성된 사람이란 바로 신의 은총을 받은 것이다. 그런 이들은 신성의 빛을 잘 받아들여 영육이 온전해지며 질병이 치유되고 거듭나는 신비를 체험한다.

필자는 이 책에서 토리노 성의에 나타난 예수님의 빛을 통해 이러한 사실들을 독자들과 함께 확인하고 체험해 보고자 하는 것이다.

醫

"의학적으로 원인도 모르고

치료도 안되는 난치병들,

이 병을 이기려면

약물도 필요하지만

생명전기를 살려내는

빛을 받아야 합니다."

06

토리노 성의 예수님 빛으로 치유되는 난치병들

*
암과 면역성 질환 (당뇨, 류머치스, 비염, 아토피 등)

'예수님 빛' 치유 가운데 필자가 가장 정성을 들이는 부분은 암을 비롯한 여러 난치병을 치료하는 것이다.

왜냐하면 이 책에 쓰인 내용이 사실임을 실증하는 방법으로 우선 병든 목숨을 치유하는 것이 최선이기 때문이다.

그러나 근본적으로 암환자를 치료한다는 것은 환자 자신의 면역력을 호전시켜 스스로 암을 이겨내게 하는 방법이다. 면역력이 호전되려면 무엇보다도 몸 안의 생명전기가 충실해야 한다.

오늘날에는 예전처럼 못먹어서 영양실조 걸리는 일이 없다. 대부분 마음 고생이나 과로, 스트레스로 생명전기가 다 소진되면서 신경 호르몬과 면역 기능이 저하되어 난치병이 된 것이다. 따라서 생명전기를 재충전시키는 치료가 최우선이나 의학은 그것을 잘 하지 못하는 것이 현실이다.

대부분의 암환자들은 일차적으로 병원에서 제시하는 치료(수술, 항암제, 방사선)를 견디어 내게 마련이다.

그리고 나서 다행히 결과가 좋은 사람들은 앞으로 5년 이 내에 재발하지 않아야 완치된다는 강박관념 속에서 면역 요법, 식이요법, 기도원, 氣수련, 등을 찾아서 이리저리 헤매게 마련이다.

그래도 이 정도면 불행 중 다행인 케이스다. 어떤 이는 수술조차도 해볼 희망이 없다거나 약한 체력과 부작용으로 항암 요법을 견디지 못하고 중도 포기하는 이들도 있다.

필자는 모든 암환자들에게 '예수님 빛' 치유를 실천해 볼 것을 권하고 싶다. 예수님 형상을 바라보며 빛을 받는 가운데 대뇌의 아날로그 회로에 생명전기가 충전되면서 신경 호르몬 기능이 좋아지고 면역력이 향상된다.

특히 빛을 받은 직후에 명상이나 기도를 통해 몸속의 암덩이가 녹아 내린다고 생각을 계속하면 생각이 현실로 이루어진다. 생명의 신비가 작동하는 것이다. 종교적 표현으로는 기도가 하늘에 닿았다고 할 것이다.

미국의 암전문의 칼 사이먼튼 박사는 이런 원리를 이용하여 이미징(imaging) 요법을 만들었다. 환자들에게 자기 몸안의 암덩어리를 눈에 보는 듯이 상상하게 한다. 그리고 그 암덩어리에 미사일을 쏘아 폭파시키는 장면, 강력한 산성액체를 뿌려서 암이 녹아내리는 장면, 또는 강렬한 빛으로 암을 태워버리는 장면 등을 머릿속으로 상상(이미징)하게끔 한다.

이미징(imaging) 즉 상상을 하고 머릿속으로 그리는 대로 몸이 변화한다는 현상을 의학적인 치료법으로 만든 셈이다. 이러한 사이머튼 박사의 이미징 요법은 미국 암의학학회가 발행하는 암치료 교과서에 등재될 정도로 인정받는 암치료법이다.

따라서 '예수님 빛' 치유와 이미징 요법을 결합하여 은총에 대한 믿음과 소망 위에 매일같이 치료를 하면 반드시 좋은 성과를 얻게 된다.

필자의 경험으로도 빛 치유는 모든 암환자들이 반드시 호전반응을 보인다. 감사하고 놀라운 일이다. 항암치료로 인한 부작용(어지럼증, 매스꺼움, 불면증, 변비 등)이 크게 해소되고 기력을 되찾는다. 암과 통증이 호전되며 재발의 확률이 현저히 낮아진다. 다만 말기 암환자들이 죽음의 문턱에서야 '예수님 빛' 치유를 시도하는 경우가 대부분이어서 안타까운 경우가 많다.

한편 암과 마찬가지로 면역력이 저하되어 발생하는 질병

인 류머치스, 비염, 아토피, 알러지, 당뇨 등도 '예수님 빛' 치유로 좋은 효과를 볼 수 있다.

만성적인 아토피나 비염을 갖은 어린이들의 경우도 신속한 효과에 깜짝 놀라는 일이 많다. 류머치스 계열의 루프스나 베체스트병도 빛 치유로 점진적인 호전 반응을 볼 수 있다. 사실상 스테로이드 제재 외에 이렇다할 근본 치료약이 없는 현실을 감안할 때 '예수님 빛' 치유는 더없는 축복이다.

한편 당뇨 환자는 1회 치료만으로도 치료전후의 혈당이 크게 차이가 나는 경우가 많다. 어떻게 그것이 가능한지 그저 놀라고 감사할 뿐이다.

현대의학이 가장 어려워하는 면역성 질환이 '예수님 빛' 치유로 대뇌의 생명전기가 충전 됨에 따라서, 신경 호르몬과 면역 기능이 정상화된다고 생각된다.

*

정신 신경질환 (조울증, 홧병, 정신분열, 공황장애)

우리 몸 안에 생명전기가 소진되면 면역 기능이 떨어지면서 암을 비롯한 알러지 등 몸에 병이 생기는 경우가 있음을 앞에서 보았다.

한편 사람에 따라서는 면역 기능 보다 정신 기능이 약해지고 따라서 정신, 신경질환이 발생하는 경우가 많다. 몸보다 마음에 병이 깊어지는 사람들이 따로 있다는 말이다.

우울증, 조증

생명전기는 우리 몸에서 생명작용이 가장 강한 부위에 가장 많이 흐른다. 늘 생각하고 보고, 듣고, 보고, 말하는 뇌신경의 머리부분과 대소변과 생식작용을 하는 아래 회음부위가 생명전기가 가장 강한 곳이다. 따라서 우리 몸의 생명전기란 머리와 아랫도리 회음 부위를 연결하며 돌고 있다.

그것은 마치 앞바퀴와 뒷바퀴를 이어주는 자전거 체인처럼 몸의 위 머리(이성, 사고기능)와 아래 회음(감성, 생식기능)을 돌고 도는 것이다.

그러나 사람들 중에는 생명전기 흐름의 중심이 아래로 지나치게 처지는 경우가 있다. 한방에서는 하기증이라 한다.

자연히 윗머리에는 기운이 빠지고 두 눈에는 불이 꺼지고 흐리멍텅한 눈빛이 된다. 의지력이 약해지고 세상 만사가 다 귀찮고, 의욕이 없다. 비애로운 감정으로 눈물을 자주 흘리게 된다. 무기력감이 심해서 산다는 게 너무 힘들고 무의미해진다. 잠들고 싶고 영원히 깨어나지 않고 싶어진다.

이른바 우울증에 빠지는 것이다. 병원에서 쓰는 항우울제의 신경 호르몬을 조절하는 기능이란 결과적으로 생명전기를 머리 위로 더 많이 끌어올리는 역할을 한다.

한편 우울증과는 반대로 생명전기 흐름이 위로 지나치게 집중되는 경우가 있다. 한방에서 상기증이라고 한다.

정신이 말똥거리고 잠이 달아나고 밤새워서 일을 해도 지치는 것을 모른다. 무엇이든지 다 감당할 것처럼 자신감이 넘쳐서 지나쳐 보인다. 과잉 의욕과 정열로 일상의 생체 리듬을 넘어서고 이른바 조증(燥證)에 빠지게 된다.

두 눈이 고양이 눈처럼 번뜩거리고 두뇌 회전이 너무 빨라져서 말소리도 빨라지고 많아진다. 지나치면 횡설수설이 되거나 같은 말을 반복하여 주위 사람들을 힘들게 한다.

필자의 경험으로는 자살까지 시도했던 우울증 환자도 '예수님 빛' 치유로 완치된 예가 많이 있다. 한편 우울증보다는 조증 환자의 치료가 더 어렵다. 리튬이라는 조증 약물을 장기간 다량 복용해오던 조증 환자도 '예수님 빛' 치유와 함께 약물을 줄여가면서 꾸준히 치료한 결과 건강을 되찾은 예가 많이 있다.

조울증은 '예수님 빛' 치유로 잘 치료되는 병이다. 대뇌의 생명전기가 정상화되면 신경 호르몬도 정상화되고 감정과 기분이 평안해지는 것이다.

홧병, 망상증, 정신분열

상기증이 심해지거나 머리 위로 생명전기 흐름이 더 집중되고 화가 나는 일이 생기면 증상이 더욱 심각해 진다.

사람이란 자기 생각을 말할 때는 생명전기가 올라가고 상대방의 이야기를 들을 때는 내려가게 되어 있다. 즉 생명전기가 내려가는 가운데 남의 말이 들린다. 그러나 상기증이나 홧병이 심해지면 생명전기가 위로만 올라가게 된다. 사고방식이 자기중심적이 되고 남의 말을 듣지 않고 일방적이게 된다.

쉬운 예를 들어보자. 자기 아내가 다른 남자와 다정하게 얘기하는 것을 본 사람은 일단 열받기 마련이다. 그러나 그 사람이 누구이며 무슨 얘기를 했다는 아내의 설명을 듣고 사정을 이해하는 가운데 질투심과 화가 솟던 것이 내려가게 된다.

그러나 평소 상기증이나 홧병이 있던 사람은 일단 열부터 받게 되고 더욱 생명전기가 머리 위로 뻗치게 되어 정상적인 순환이 잘되지 않는다. 따라서 자신의 생각 속에 빠져들고 객관적인 현실을 보지 못하게 된다.

일단 '내 아내가 바람 피나?…' 하는 생각이 스쳐가는 순간 더욱 더 생명전기는 위로 쏠려 머리 꼭대기에서 소용돌이를 치게 된다. 그쯤 되면 '바람 핀다'는 일방적 생각에서 스스로 벗어날 수 없는 이른바 편집증적인 병적 상태에 빠지게 된다.

이쯤 되면 생각과 현실을 구분 못하고 자신이 한 번 생각한 것이 실제로 사실이라고 집착하는 망상증에 빠진다. 심하면 환청이 들리고 정신분열로 치닫게 된다. 아무리 아내가 그렇지 않다고 사실을 설명해도 소용없다. 이미 그것을 받아들이는 회로의 생명전기 흐름이 차단되어 말이 통하지가 않는 것이다.

그 결과로 쌍방 통행의 대화나 역지사지(易之思之)의 이해는 불가능해진다. 일방 통행의 자기 주장만을 내세우고 결국은 폭력과 파멸로 치닫게 된다.

이 세상에서 정말로 비참한 비극은 병들어 죽는 이별이 아니다. 멀쩡히 살아 있으나 서로 대화가 되지 않고 편집증적인 일방적 망상과 폭력에 의해 파괴되는 인간 관계이다. 이와 같은 편집증이란 의처증 외에도 고부간 갈등으로 시댁과 담을 쌓고 지내는 며느리들의 피해 망상증에서도 찾아볼 수 있다.

한편 종교나 정치 이념에 깊이 빠져서 너무도 열을 올리다가 생명전기가 역상하면 정상적인 신앙이나 신념의 정도를 지나 광신이나 맹신에 빠지게 된다.

문제는 그 근본 이유가 종교나 이념 자체보다 개인의 불균형한 생명전기의 순환 즉, 상기증으로 인한 편집증 내지 과대 망상증적 성향에 있다는 점이다. 특히 종교적 수행이나 氣수련으로 잠을 적게 자고 같은 기도나 주문을 반복하는 경우 상기증이 심화되어 정신질환이 야기되는 것도 이런 이유이다.

따라서 이들은 편향된 생명전기의 불균형한 순환을 바로 잡아야 한다. 그것이 현재의 약물치료로는 대뇌의 생명전기를 조절하는데 한계가 있다. '예수님 빛' 치유로서 근본적인 해결책을 찾아야 한다.

임상을 통해 보면 환청과 피해망상을 동반하는 정신분열

증에 '예수님 빛' 치유는 탁월한 효과가 있다. 성서에서 예수님이 마귀든 자를 고치는 장면이 제일 많다. 마귀든 자라 함은 오늘날의 정신 신경질환을 앓는 환자들에 유사하다고 볼 수 있겠다.

'예수님 빛'에는 대뇌의 생명전기와 신경 호르몬을 정상화시키는 힘이 있다고 생각할 수 밖에 없다.

공황장애 (불안증)

스트레스로 열받거나 맥빠지는 힘든 나날을 보내다보면 생명전기가 소진되면서 어느 날 문득 이상해질 수 있다.

가슴이 답답해지며 숨쉬기가 힘들어진다. 금방이라도 질식할 것 같아 숨을 가쁘게 몰아쉬게 된다. 머리가 어지럽고 무겁고, 손발이 저려오고 다리에 힘이 빠져 주저앉고 싶어진다. 가슴이 두근거리며 뻐근한 통증이 와서 이러다 심장이 멎는 게 아닌가 마구 불안해진다.

손발이 싸늘해지며 얼굴이 화끈 달아오르며 식은 땀을 흘리는데 입 안은 마르고 속은 메스껍다. 금방 죽을 것만 같은 불안과 공포감에 더 이상 견딜 수가 없다. 그럴 땐 당장 병원으로 가야 한다.

병원에서 검사를 해보면 별 이상이 없다하며 신경 정신과로 보내져서 이른바 ‘공황장애’라는 진단을 받게 된다.

증상은 분명히 심한 병인데 현대 의학으로는 일시적인 증상 완화 외에 근본적인 원인을 치료하는 데에 한계가 있다. 불안의 이면에 깔린 무의식적인 문제에 대한 정신분석 치료나 인지행동 치료를 신경 약물요법과 함께 병행하는 가운데 좋아지면 다행이나 그렇지 못하면 그야말로 살아서 지옥을 넘나들며 사는 꼴이 된다.

‘공황장애’는 근본적으로 생명전기가 소진되어 생기는 병이다. 무리한 생활과 과잉 스트레스 속에 생명전기가 약해지면 일시적으로 생명전기 흐름이 멈추는 듯한 현상이 나타나게 된다. 이때 연관된 장부(심장, 폐, 위장, 뇌 등)에 생명전기의 흐름이 지연되면서 일시적인 ‘기(氣)쇼크’상태에 빠져드는 것이다.

‘기(氣)쇼크’란 전봇대 두꺼비 집이 고장이 나면서 해당 지역에 정전 소동이 나고 암흑천지가 되는 것에다 비유할 수 있겠다.

이런 문제를 ‘예수님 빛’ 치유로서 환자의 고갈된 생명전기를 재충전시키므로 ‘공황장애’를 근본적으로 치유할 수 있다.

*

컴퓨터 증후군으로 인한 학습장애, 만성피로

오늘날 컴퓨터를 떠나서는 학습이나 직장 업무를 보기 어렵게 되어 있다. 오랜 시간을 컴퓨터 모니터 앞에서 지내다 보면 알게 모르게 몸에 이상이 오는 것을 경험하게 된다. 눈의 피로는 물론이고 머리가 멍해지고 무겁고 아파지기도 한다. 또 어깨와 목덜미가 뻣뻣해지고 온몸에 힘이 빠지기도 한다.

불면증이나 만성 피로, 우울증에 시달리며 심하면 이명, 비염, 공황장애 등을 유발시킨다. 식욕이나 성욕이 감퇴되기도 한다.

이른바 컴퓨터 스트레스 증후군(또는 사이버 증후군)이라 불리는 증세들이다. 이 모두가 컴퓨터 사용으로 대뇌의 생명전기를 소진시킨 결과이다. 한편 인터넷 게임에 빠진 청소년들의 경우도 예외가 아니다.

초롱초롱 빛나야 할 두 눈이 졸린 듯이 풀려 있거나, 한쪽 눈이 쌍꺼풀이 생긴 듯 짝눈이 되고 눈꺼풀이 떨리기도 한다. 또한 코피가 잘 나거나 코가 막히고 정신 집중력이 떨어지게 된다. 그러면 당연히 집중력이 떨어지고 학습 능률이 저하되며, 손발을 달달 떨거나 가만있지 못하고 온몸을 비비꼬는 학습 장애 증세를 보이기도 한다.

미국의 의학 전문지에는 컴퓨터 앞에서 온종일 일하는 사람들이 불임 확률이 높다는 연구 발표가 늘고 있다.

디지털 문명으로 혜택을 받는 현대인은 바로 그 컴퓨터로 인해 서서히 병들어 가고 있는 셈이다.

1940년대, 인체 내에는 디지털과 아날로그의 2가지 정보 통신망이 있음을 알게 된 후, 이를 바탕으로 인공두뇌를 만든 것이 바로 컴퓨터이고 또 휴대폰에도 아날로그와 디지털의 2가지 휴대폰이 나오게 된 것이다.

문제는 컴퓨터나 휴대폰에서 나오는 유해 파장이 인체 내의 아날로그 생명전기를 손상시키고, 건강을 파괴한다는 것이다. 불행하게도 현대 의학은 아직도 그 문제에 대한 해법을 잘 모른다.

'예수님 빛' 치유는 인체 내의 아날로그 생명전기를 재충전시켜 주는 신기한 방도이다. 인간의 생명전기를 충전해주는 것이 바로 신유의 은사인 것이다.

새천년을 여는 21세기는 디지털 정보 혁명 시대라고 역사에 기록이 됨과 동시에 한편로는 인류 역사상 가장 인간의 체력이 약화되고, 생식 기능이 저하되고, 면역력이 저하되어 암, 정신질환, 면역성 질환 등이 만연한 시대로 기록될 것이다.

그 원인으로는 더이상 병원균이나 환경오염 문제가 아니라 사이버 증후군으로, 인간의 아날로그 생명전기가 근본적으로 파괴되었기 때문이라고 쓰여지게 될 것이다.

현대 생활에 컴퓨터를 외면하고 살 수는 없다. 그러나 필자가 말하는 '예수님 빛' 치유를 통해서 하루 3분정도만 시간을 할애하여도 그 날의 컴퓨터 스트레스를 말끔히 해소할 수 있다. 이는 인터넷 중독에 빠져 서서히 무너져 가는 NET 세대의 건강 관리에 큰 도움이 된다. 특히 어린 학생들의 집중력과 학습 능력 향상을 위해서도 '예수님 빛' 치유는 엄청난 도움이 될 것이다.

07

토리노 성의 '예수님 빛' 치유의 실제

*

환자들 처음엔 불신

필자를 찾는 환자들의 종교 비율을 살펴보면 10명 중 4명이 그리스도교(천주교, 개신교 포함), 3명이 불교, 나머지 3명은 무교이다.

불교나 무교의 환자들에게 토리노 성의 '예수님 빛' 치유법을 설명해주면 그들은 예수님 자체보다 기독교 교리에 공감이 가지 않는다며 주저한다.

예수님이 훌륭한 분인 것은 아는데, 신이 인간의 형태로 처녀에게 태어났다는 것, 신의 외아들이라면서 동족에게 조차 버림받고 죽임을 당하고, 죽은지 3일만에 다시 살아났다는 이야기들이 잘 이해가 되지 않는다는 것이다.

20세기 대표적인 지성이라는 '버트런트 럿셀'의 저서 「나는 왜 기독교인이 아닌가」에 나오는 럿셀의 이야기는 비기독교 환자들의 생각과 똑같은 것이다.

이런 예수님에 대한 기독교 교리논쟁은 예나 지금이나 계속 되어 왔다. 초기 교회시절 교부 '터툴리언'은 오죽하면 당시 지식인들에게 "너희 말대로 예수님 이야기는 엉터리 같은 일이다. 그렇기 때문에 나는 더 이상 생각 안하고 믿고 말겠다!"는 뜻으로 "엉터리니까, 믿는다!"는 유명한 말을 남겼다.

토리노 성의 예수님 형상에서 치유의 빛이 나오니 그것을 바라보면 예수님 빛(기운)을 받아 병이 치유된다고 말하면 "엉터리 같은데!…"하는 사람이 대부분이다. 그러나 오-링 테스트로 힘이 크게 강해지는 것을 느끼고 나면 달라진다.

"엉터리 같지만, 한번 해 보겠습니다."

'예수님 빛' 치유를 주저하는 비기독교인들을 설득하기는 그래도 쉬운 편이다.

당장에 기독교인이 되라는 것도 아니고 단지 예수님 사진 같은 형상을 잠시 바라만 보고 있으면 병이 낫는다는데 뭐 어떤가?! 불교인에게는 예수님을 서양의 큰 부처님이라 생각하고 잠시 바라만 보라고 권한다. 보통 불교인들은 굳이 마다하지 않고 잘 따라준다. 병도 고칠겸 예수님의 공력이 어느 정도인지 알고 싶다고 말하는 이들도 있다.

그러나 정말 힘든 상대는 스스로 믿음이 깊다고 생각하는 기독교인들이다.

자신은 이미 예수님을 영접한지 오래고 그동안 모든 문제를 기도의 힘으로 다 해결해 왔단다. 이번에는 몸이 아파서 병원에 온 것이며 자신은 의학적인 치료만을 원한다고…

또 어떤 이는 자기는 이미 예수님을 믿는 사람인데 진짜인지 가짜인지도 모르는 토리노 성의를 보고 새삼스레 뭘하라는 거냐고 불쾌한 표정을 짓기도 한다.

필자는 그들에게 말한다.

"당신의 난치병이 의학적으로 원인을 알 수 없고 치료도 잘 안 되는 이유는 당신 몸 안에 흐르는 생명전기, 한방에서 말하는 氣가 약해져서 몸의 저항력이 너무 떨어졌기 때문입니다. 몸에 혈액이 너무 부족하면 피를 수혈 받지요. 마찬가지로 몸의 기운, 생명전기가 너무 떨어져서 큰 병이 나면 생명전기를 새롭게 충전시켜야 합니다 그래야만 저항력이 강해지고 병이 근본적으로 치유가 됩니다."

"의사 선생님의 말씀이 맞아요! 그래서 제가 기운을 살리려고 좋은 약을 지으러 병원에 온 거 아닙니까?"

"좋습니다. 그런데 약이란 땅의 기운이 모인 것이지요. 우리 몸의 생명전기를 재충전시키려면 땅의 약물도 필요하지만 생명전기를 살려내는 빛을 받아야 충분해집니다."

"그럼, 저 토리노 성의 예수님 형상에 그런 빛이 있다는 말씀인가요?"

"그렇지요. 이상하게 들리겠지만 토리노 성의에서는 생명전기를 충전시켜주는 생명의 빛이 정말로 나오고 있습니다.

예수님 형상을 통해서 생명의 빛 파장이 우리에게 방사된다는 말입니다. 그 빛으로 우리 몸의 생명전기가 재충전이 되는 것이지요."

이쯤에서는 반신반의하면서 해보겠다는 이들이 있는 반면 어떤 이들은 이건 또 무슨 이상한 일인가? 하는 경계의 눈빛을 노골적으로 드러낸다.

그런 환자에게는 한 손을 아픈 부위에 대고서 다른 손으로 오-링 테스트라는 근력반응검사를 시킨다.

병들거나 약한 부위에는 생명전기가 약해서 손을 대고 오-링 테스트를 하면 힘이 쑥 빠지게 마련이다. 인체의 전기생리적 현상이다.

이때 환자에게 예수님께 힘을 달라고 마음 속으로 빌어 보라고 말한 뒤 다시 오-링 테스트를 시켜본다.

그러나 대부분은 여전히 힘이 약하다. 마음 속으로 예수님을 불러보며 힘을 달라고 했지만 힘이 생기지 않는 것이다.

10명에 한 명 꼴로 힘이 강해지는 사람을 만난다. 믿음이 체화된 사람으로 믿음의 자녀이다.

이번에는 아무 생각말고 나를 바라보고 다시 오-링 테스트를 해보라고 한다.

내가 토리노 예수님 빛을 많이 보며 일하다 보니 그 빛이 내 몸에 스며든 것 같으니 힘이 생기는지 한 번 해보라고 말한다.

환자들은 의아해하며 필자를 바라보며 한 손을 환부에 댄 채로 오-링 테스트를 하게 된다. 그 순간, 힘이 엄청나게 강해지는 것을 느끼게 된다. 더 이상 말이 필요없다.

환자들은 그 힘의 근원을 찾아서 따라 나서게 된다.

한번은 세례요한의 제자들이 궁금증이 나서 예수님의 뒤를 쫓아가며 물었다.

"선생님! 실례지만 어디에 계시는지요?"

그때 예수님은 이러쿵 저러쿵 설명을 하지 않고 답하셨다.

"와서 보라! (요한 1:39)"

토리노 성의 예수님 빛을 받으며 명상 기도를 하는 가운데 심신의 병이 치유되고 저절로 믿음이 생겨난다는 사실을 전하는 일은 힘든 일이다. 때때로 편견과 오만이 가득한 이들을 보면 안타깝고 답답한 마음을 금할 길이 없다. 그래서 때론 나도 예수님처럼 말하고 싶어진다.

"와서 보라!"

"알 수 있는 자는 알 것이다!"

*

'예수님 빛'으로 안수 치유

토리노 성의 예수님을 바라보는데도 일정한 법도가 있다.

환자의 나이에 따라서 토리노 성의의 크기가 달라진다. 어린이나 노약자는 성인에 비해 작은 크기의 사진을 바라보게 된다. 또 바라보는 시간에도 차이가 있다. 너무 짧은 시간을 보면 치유 효과가 떨어지고 너무 긴 시간을 바라보면 과부하가 걸려서 몸이 나른해진다. 그 이유는 아무리 좋은 음식도 너무 먹으면 탈이 나고, 햇빛을 적당히 받으면 건강해지나 지나치면 피부에 화상을 입게 되는 것과도 같은 이치이다.

따라서 평소 병약한 난치병 환자라면 일정한 지도 아래 시작하는 것이 좋다.

'예수님 빛' 안수 치유의 방법은 간단하다.

보통 안수 치유는 믿음이 크신 분들이 환자 몸에 손을 대고서 기도하는 가운데 치유가 이루어지는 것으로 믿음의 힘이 필수적이다.

그러나 '예수님 빛' 안수 치유는 토리노 성의 예수님 빛을 직접 받아서 그 힘으로 치유하므로 믿음이 적은 이들도 치유가 가능하다.

오직 간절하고 절실한 마음으로 바라보고, 감사하게 받아들이면 된다.

먼저 자기 몸의 아픈 부위에 두 손을 댄 채로 토리노 성의를 잠시(1~2분)동안 바라본 후 눈을 감고서 감사하며 있는 것이 전부다.

일단 빛을 받은 후에는 다른 곳으로 자리를 옮기거나 토리노 형상을 검은 천 덮개로 가리어서 지나치게 빛에 노출되지 않도록 한다.

자기 몸에 스스로 안수 치유를 하는 것처럼 다른 사람을 치유하는 것도 가능하다. 특히 어린이나 노약자의 경우 보호자가 안수 치유를 해 줄 수 있다.

시술자는 토리노 성의를 바라보며 두 손을 병자의 환부에 얹는다. 그리고 '예수님 빛'을 받아서 자기 두 손을 통해서 앞의 병자에게 전달된다고 생각한다. 눈을 감은 채로도 한다.

치료 후 병자의 환부에 손을 대고서 오-링 테스트를 해보면 치료 전보다 힘이 크게 강해진 것을 느낄 수 있다. 생명전기가 그 만큼 충전이 되었다는 뜻이다.

이 방법은 가정에서 어린이나 노인분들의 만성적인 병을 가족들이 직접 치유하는 데에 매우 효과적이다.

평소 교회를 잘 나가지 않는 분들도 절실한 마음으로 행하면 반드시 효과를 보게 마련이다. 간절하게 구하고 두드리면 반드시 열리고 얻어지는 것이 '예수님 빛' 치유의 섭리이다.

다만 주의할 것은 많은 사람을 치유하거나 오랜 시간동안 '예수님 빛'을 바라보면 무리가 따른다는 것이다.

보통 사람은 자기 병이나 가족의 병 정도를 치유하는 것으로 족하다. 준비가 안된 사람이 많은 병자들을 치유하려 하면 무리가 따른다. 그것은 욕심을 부리는 것이며 좋은 일을 하는 데에 욕심을 내면 안된다.

사람이 병에 걸리는 원인을 따져보면 결국은 욕심때문에 무리한 생활을 했기 때문이다. 부처님은 인간이 무지 하기 때문에 고통을 받는다고 하셨다. 무지 가운데 가장 큰 어리석음은 자신이 욕심을 부린다는 것을 알지 못하는 것이다.

환자들이 '예수님 빛' 치유를 받는 가운데 병세가 호전되고 믿음이 조금씩 생겨나기 시작할 때면, 환자들에게 욕심을 내지 말 것과 무리한 생활에서 벗어날 것을 말해 준다.

내 생명의 빛을 잃게 하는 무리한 생활 그 자체가 죄라고 말해 준다.

그것은 필자 자신과 가족에게 잘못하는 죄이자 내 생명을 보내주시고 매일 같이 생명전기를 충전해 주시는 하늘에 계신 생명 아버지께 대한 큰 죄를 짓는 것이다.

죄를 씻고 병고와 사망의 길에서 벗어나려면 욕심을 버려야 한다. 현실에 얽매어 도저히 그리 할 수 없는 형편이라면 예수님을 향해 자신의 어리석음과 죄를 용서해 달라고 눈물로 기도해야 한다.

"아! 나는 곤고한 자로다. 이 사망의 몸에서 누가 나를 건지랴! (로마 7:24)"

탄식하는 사도 바울의 마음을 헤아리며 젖은 눈을 들어 토리노 성의 안의 예수님을 바라본다.

* 예수님 빛 명상치유로 건강과 평화 되찾아

토리노 성의 예수님 빛을 받은 후 눈을 감고 명상하는 가운데 성의에 새겨진 예수님의 얼굴 형상을 떠올려 본다.

온몸에 채찍 자국이 나고 못 박혀 죽어간 이의 얼굴에 전혀 고통에 일그러진 흔적이 없다. 머리와 이마에 가시면류관에 찢긴 상처의 핏자국이 묻어 있고 눈가에도 다친 상처가 있건만 그의 표정은 너무도 평화로운 얼굴이다.

예수님이 돌아가신 후, 제자들은 유태인이 자기들마저 해칠까 두려워하며 외딴집에 모여 문을 잠근 채로 숨어 지냈다.

그런데 갑자기 부활하신 예수님이 들어오신 것이다.

불안에 떨고 있는 제자들에게 말씀하셨다.

"너희에게 나의 평화가 있으라! (요한 20:20)"

그리고 예수님은 제자들을 향하여 숨을 내 쉰 후(입김을 불어 주신 후) 말씀하셨다.

"성령을 받으라! (나의 숨결을 통해)… (요한 20:23)"

그 옛날 하나님께서 진흙으로 사람을 빚어 만드신 후 코에 입김을 불어 넣으시니, 사람이 되어 숨을 쉬었다 (창 2:7) 라고 전한다.

우리 어릴 적에 놀다 다쳐서 울면 어머니는 아픈 상처위에 입김으로 호호 불어 주시곤 했다. 어머니의 숨결이 스치면 신기하게도 아픔이 사라졌다.

오늘 하루를 돌이켜 본다.

생존을 위한 몸부림, 불안과 긴장 속에 보낸 순간들을!…

기름이 다하고 심지마저 타 들어가는 듯한 꺼져가는 나의 생명의 불꽃!…

"너는 죽도록 고생해야 먹고 살리라! (창 3:18)"는 하나님의 저주 아닌 축복이 현실임을!…

토리노 성의 속의 예수님이 나를 바라보고 계신다고 마음속에 그려본다.

예수님의 평화가 나와 함께 하심을 느껴 본다.

예수님이 나의 아픈 곳에 입김을 불어넣어 주신다고 그려본다.

그 성령의 숨결이 병든 나의 몸과 지친 마음 구석구석을 따뜻하게 어루만져 주심을 느껴본다.

이번에는 예수님이 환한 빛으로 변하시어 내 몸 속으로 들어 오신다.

태양 같은 백색 광명이 온몸 안에 퍼져나간다.

그 빛으로 내 몸속의 암덩이가 녹아내리고 막힌 혈관이 뚫린다.

혈압이 내려가고 머리가 밝아진다. 답답했던 가슴이 시원

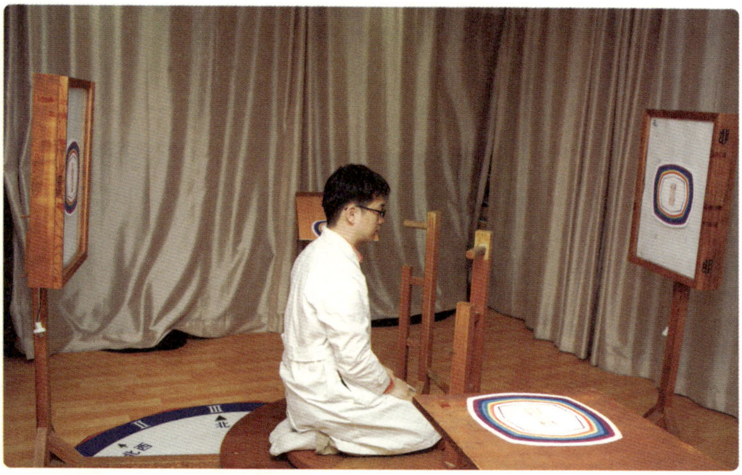

난치병 환자를 위한 특수 치료법

환자의 전후 좌우 4면에 토리노 성의를 세우고 온몸으로 강력한 빛을 받는다.

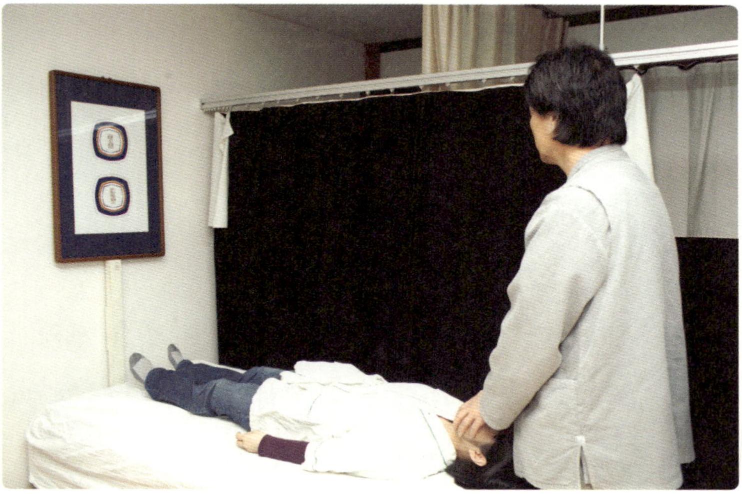

토리노 성의의 예수님 빛 안수 치유

토리노 성의를 바라보며 예수님 빛을 받아 안수 치유하는 모습. 이 사진 위에 손을 대고 오-링 테스트를 하면 그 빛의 힘을 느낄 수 있다.

해지고 숨쉬기가 편해진다.

예수님의 평화와 숨결과 빛 가운데 심신이 편안해지면 저절로 감사의 기도가 나온다. 어린 아이처럼 두서없는 횡설수설의 기도일지라도 좋은 것이다.

"예수님, 예수님, 나의 예수님!

고생하며 무거운 짐진 자를 쉬게 해 주시는 예수님!

저를 쉬게 해 주소서, 이 밤도 깊은 잠을 자게 해 주소서!…

입으로는 예수님을 영접하오나 저의 몸과 마음이 따르지 못합니다. 어리석은 저를 불쌍히 여기시어 예수님께서 저를 접수해 가소서! 저는 예수님과 하나 되지 못하나 예수님은 저와 하나되어 주심을 느끼고 압니다. 저도 예수님과 하나 되도록 애쓰오니 저를 붙잡아 주소서! 이 밤 좋은 꿈꾸게 해 주시고 새 날에 새 사람 되게 하소서!…"

사노라면 때로는 마음에 깊은 번뇌와 육신의 병고, 생활의 문제들로 정말 힘들 때가 있다. 그럴 때면 나는 '예수의 기도'를 즐겨 찾는다.

'예수의 기도'는 동방교회에서 전해지는 것으로 짧은 소망기도를 마치 염불하듯이 계속 반복하는 것이다.

"…우리 주 예수그리스도
저를 불쌍히 여기소서!…
저를 고통에서 구하소서!…
저에게 자비를 베푸소서!…"

보통 환자들에게 이 세가지 기도 중에 그때그때 형편에 따라 마음에 드는 기도문을 골라서 계속 반복할 것을 권유한다.

짧은 기도문 속에 자신의 곤고함을 투영시키며 자꾸 반복하는 암송기도를 하노라면 무언가가 씻겨 내려간다. 위로를 받게 된다. 힘이 나게 된다.

이처럼 예수님 빛을 받고 기도와 명상이 어우러지는 예수님 빛 명상 치유가 끝날 무렵이면 예수님이 가르쳐 주신 주기도문을 마지막으로 감사히 마감한다.

*
토리노 성의 빛을 이용한 의료적 치료법

앞서 본 방법들은 만성적 병증이나 심신이 피로하고 지친 사람들이 스스로를 다스리는 건강법인 반면 중증의 난치병 환자들에게는 보다 전문적인 치료방법이 필요하다.

빛이 내린 토리노 성의 사진을 환자의 앞, 뒤 그리고 좌우

양면에 4장을 붙여놓고 그 가운데 환자가 서서 빛을 받는 방법이 그 중 하나이다.

환자의 몸에 전, 후, 좌, 우 4방에서 강력한 빛을 받게 되므로 치료법을 잘 교육 받은 치유사의 지도 아래 행하여진다.

한편 토리노 성의 예수님 빛을 직접 몸으로 받는 치료법이 번거롭거나 형편이 안되는 바쁜 사람들을 위해 색다른 방도를 찾게 되었다.

생수 물을 토리노 성의 앞에 놓고 여러 시간동안 빛을 받게 하면 물 안에 빛이 담긴다. 그 물에 손을 대고 오-링 테스트를 해 보면 힘이 크게 증가됨을 알 수 있다.

토리노 성의 빛이 담긴 물 사진을 보고서 오-링 테스트를 통해 독자 스스로 체험해 보시기 바란다.

이 물을 마심으로서 토리노 성의 빛을 받는 것과 같은 효과를 보게 된다. 물을 마시기 전과 마시고 난 뒤 자기 몸에 손을 대고 오-링 테스트를 각각 해보면 힘이 크게 강해지는 것을 느낄 수 있다.

토리노 성의 빛을 받은 물이 우리 몸의 생명전기를 충전시키는 생명의 물로 변화된 것을 알 수 있다.

그 밖에도 이 원리를 이용하여 빛이 담긴 생리 식염수에 약물을 혼합해 주사하거나, 경혈 경락을 이용한 한방식 약침 주사법으로 병소를 직접 치료하기도 한다.

치유의 빛은 한가지이나 그것을 받아들이는 방식은 다양하고 의료적으로 세분화 된다는 것이 매우 흥미로운 섭리라고 생각된다.

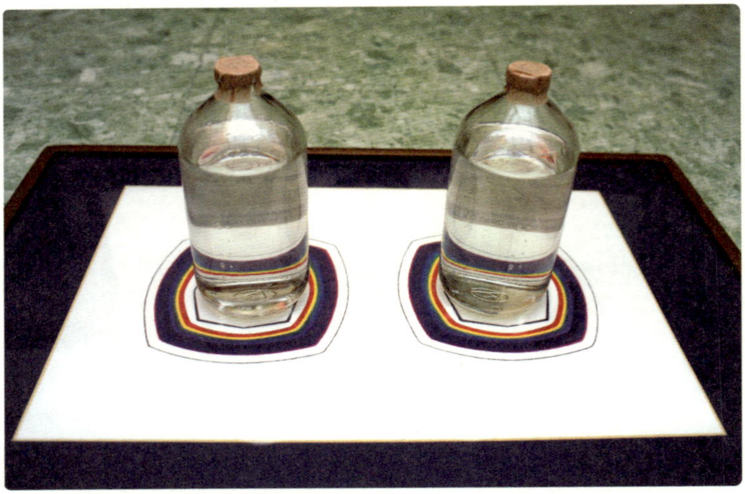

토리노 성의 형상 위에 물을 올려놓고 빛을 받는다.

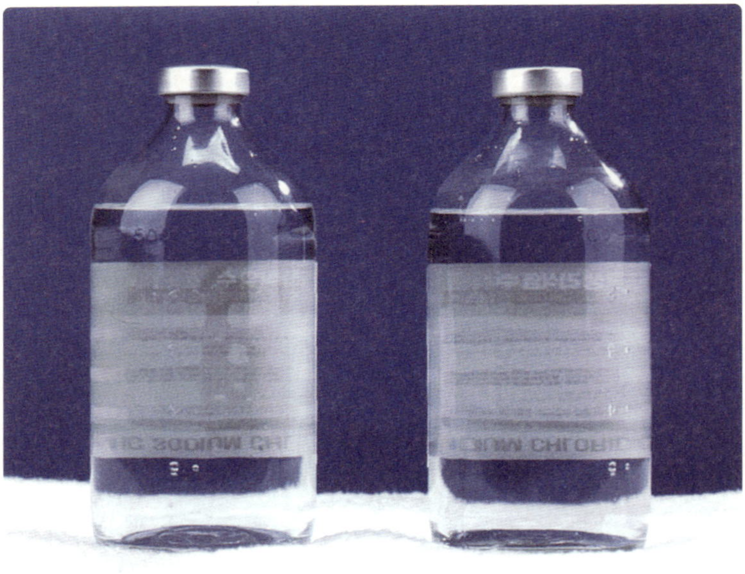

토리노 성의 빛이 담긴 물

생명전기를 강화시키는 치유의 물로 바뀌었다. 사진 위에 한 손을 대고 오-링 테스트를 해보시라.

信

"나의 몸과 마음을 바쳐

무엇이 진리인가를 알고

깨닫는 과정에서

진정한 자유와 믿음이

절로 생겨나게 마련입니다."

08

신성의 빛을 만나려면…

*
신(神)이란?

필자의 환자들 가운데 암이나 난치병으로 큰 고통을 받는 이들은 대부분 여러 병원을 전전하며 치료를 거듭하면서도 식이요법이나 대체의학, 氣수련 등에 관심을 갖다가 결국은 종교적인 신앙에 매달리는 경우가 대부분이다.

인간의 생명을 잘되게 하는 여러 가지 노력과 길이 만나는 끝은 역시 신성한 힘이나 신에 대한 기대인 것이다.

죽음의 문턱에 선 인간은 신이 무엇인지 잘 몰라도 신을 찾는다.

신(God)이란 기독교에서 말하는 '여호와' '엘로힘' 등으로 불리는 창조주로서 '유일신' 이라는 교리적 존재일 수도 있다.

또는 로마 씨스티나 성당의 벽화 속에 나오는 하얀 수염이 나고 흰 옷을 걸치고 흰 구름 위에 비스듬히 누운 채 아담을 향해 손 끝으로 생명력을 전하는(마치 신선 같은) 할아버지 모습으로 미켈란젤로처럼 신을 상상할 수도 있겠다.

한편, 우주 공간에 빅뱅(Big Bang)의 불꽃놀이가 시작되면서 양자 에너지의 혼돈 속에서 은하계와 수많은 별들, 그리고 태양계와 지구상의 인간들, 또 그들의 생각과 감정이 살아 움직이는 이 세상이 창조되었다. 그러나 눈에 보이는 이 세상이란 한낮 꿈에 지나지 않고, 시공을 초월하여 이 모든 현상계의 근원이 되는 보이지 않는 차원에 계신 초월적 존재라는 신도 그럴듯하다.

어느 날 뱃속이 아프고 이상해서 병원 검진을 받아보니 위암이나 간암 말기라는 판정을 받았다. 절망과 두려움 속에서 "신이여! 저를 살려 주소서!"라는 기도가 절로 나올 때 찾는 바로 그 대상을 신이라 생각해 보는 게 제일 쉽겠다.

신(God)을 설명하고 이해하는 게 이처럼 어려운 일임에도 공부가 깊은 학자들은 다음과 같이 7가지로 신의 존재를 명쾌하게 설명한다.

① **수호자 (Protector)인 신 :** 모든 위험과 전쟁, 병마, 악한 무리로부터 내 생명을 지켜 주는 힘의 신이다.

② **전능한 (Almighty) 신 :** 세상살이와 생존 경쟁 속에 승리로 이끌어 주는 전능한 힘의 신이다.

③ **화평 (Peace)의 신 :** 내 마음 속에 갈등과 외로움을 이기고 기쁨과 평화를 주는 힘의 신이다.

④ **구원자 (Redeemer)인 신 :** 내가 타락하거나 죄나 악에 빠지지 않도록 지켜 주는 구원의 힘의 신이다.

⑤ **창조자 (Creator)인 신 :** 내 생명과 온 세상이 늘 새로워지도록 끊임없이 새로운 창조를 이루는 힘의 신이다.

⑥ **기적 (Miracle)의 신 :** 영적인 세계와 교감하며 신비 체험과 영성을 밝히는 힘의 신이다.

⑦ **초월적 존재 (Pure Being)인 신 :** 현실 세상을 넘어서 무한한 가능성의 세계를 이루는 힘의 존재 그 자체이다.

필자에게 신(God)이란 무색 투명한 빛과도 같은 존재라는 느낌이 든다.

빛이란 본래가 색깔이 없고 그냥 '환함' 일 뿐이다. 그것이 물방울에 굴절되어 7가지 무지개 색으로 그 속성을 들어낼 때 우리는 공(空)한 빛을 색(色)으로 인지하게 되는 것이다.

인간들은 빛의 7가지 색들 가운데 자신이 좋아하거나 필요로 하는 색을 찾게 되는데 빛이란 곧 그 자신이 선택한 색상 그 자체라고 생각하게 되는 것이다.

앞서 정리해 놓은 신의 7가지 모습이란 바로 이와 같은 이치라 볼 수도 있겠다. 전투에 나가 싸워야 하는 사람에게 신은 승리의 신, 수호의 신이다. 마음 속의 갈등과 고뇌로 힘든 이에게 신은 화평의 신이다.

죄의식과 양심의 가책으로 생명이 망가지는 이에게 신은 구원과 은총의 신이다. 죽어 가는 자식을 안고서 기도하는 어머니에게 신은 기적의 신이다. 생명과 우주의 섭리를 알고자 하는 이에게 신은 창조의 신이며 또한 초월적 존재 그 자체일 수도 있다.

이 모든 것이 인간의 인식의 한계에서 오는 굴절된 신의 모습인 것이다. 7가지 파장의 무지개 빛을 한데 모으면 모든 색상(色相)이 사라지고 무색 공상(空相)의 '환함' 으로 변한다. 그것이 빛의 참 모습인 듯 어쩌면 신의 실상일 수도 있겠다.

중세 교회에서 잘 쓰이던 말이 있다.

"세상은 인식하는 이의 인식 방법에 따라 인식되어진다.", "그릇은 제 생긴 모양대로 세상을 담는다." 결국 인간은 자기 방식대로 신을 인식하게 마련인 모양이다. 그것이 인간의 한계이다.

*

신(God)은 사랑의 빛을 발하는 영(靈)

"이 세상 천지와 생명을 창조하신 신께서 과연 이 세상에 아무런 자신의 흔적을 남기지 않으셨을까?…" 서양 기독교에서는 처음부터 이와 같은 의문이 늘 계속되어 왔다. 그에 대한 답으로 신의 흔적은 'Shekhinah(쇄키나)' 라는 것이다. '쇄키나(Shekhinah)' 란 유태어로 빛 또는 방사광이라는 뜻이다. 흔히 기독교 성화 가운데 천사 머리 둘레에 그려진 환한 오라 빛이나 성인의 얼굴에 빛나는 성스런 광채나 머리 주위의 오라로써 상징된다.

더욱 더 중요한 것은 비록 신은 보이지도 않고 만져질 수도 없는 존재라 하나 만일 신의 존재가 빛이나 광채의 형태로 일부라도 남아 있다면 그것은 우리에게 체험되어질 수 있다는 사실이다.

요한의 복음에 따르면 신을 다음과 같이 말한다.

① "신(God)은 영이다."

② "신은 빛이다."

③ "신은 사랑이다."

필자는 이를 합하여 다음과 같이 보고 싶다.

"신은 사랑의 빛을 발하는 영(靈)이다!…"

"신은 영적 존재로서 생명을 살리는 사랑의 빛이다!…"

생명력이 왕성하고, 생명이 잘되고, 사랑이 충만한 사람의 얼굴에는 '환함' 이 있다.

사람 얼굴에 환한 빛이 나게 해주는 힘은 무엇일까? 현실적으로는 돈벌고 출세하면 그 사람 얼굴 빛이 밝아지고 윤기가 흐르는 것을 볼 수 있다.

그러나 '쇄키나' 라는 '환함' 은 그런 것이 아니다.

그것은 인간의 의식이 고양되고 기운이 조화로워져 이른바 영육의 거듭남과 환골탈태를 반복하는 힘겨운 과정에서 나타나는 신성한 생명 파장의 환한 빛이다.

이 세상에는 사람의 생명을 잘되게 하며 사람에게서 '환한 빛' 이 나도록 하는 그 어떤 힘(신성한 빛)이 존재한다. 그러한 힘은 우리 몸의 안과 밖에서 氣나 빛의 형태로 인식되어 왔다. 그리고 그 빛(신성한 기운)의 원천은 곧 신(神)이거나, 그 빛 안에 신이 계신다.

한편 인간의 생명 파장이 지극히 지고지순한 상태로 고양되면 인간 생명을 낳게 한 우주 근원의 빛과 같은 파장을 갖게 된다.

이른바 깨달음에 도달했다는 부처(佛)란 다름 아닌 이두문

자로 불(弗)이 된 인간(人)을 뜻한다. 즉 '불빛(佛光)'과 하나된 인간인 것이다.

'그리스도'를 '기름 부음을 받은 사람'이라 함도 본래의 의미는 기름처럼 제 몸을 태워 빛을 발하는 사람이라는 뜻이다. 신성의 불빛과 하나(한 파장)되어 세상에 빛을 전해주는 사람이 바로 그리스도이다.

이와 같은 빛의 현현이나 체화(體化) 현상이란 오늘날의 수행자들에게도 크고 작게 일어나는 보편적인 일이다. 빛의 체험은 신비 체험의 공통적인 요소라고 할 수 있다.

토리노 성의 예수님 빛이란 바로 예수님 몸에서 방사되던 빛의 흔적(쇄키나)이 되살아난 것이다.

*

잠재된 신성의 빛이 생명의 빛으로

모든 사람에게는 태초에 모든 만물을 창조하신 신(God)이나 창조의 원천인 빛이 마치 씨앗 같은 형태로 잠재되어 있다. 이 잠재된 '신성의 씨알'이 잘 싹이 트고 꽃이 피면 아름다운 '생명의 빛'을 발하게 되며 그로 인해 심신이 강건해지고 질병과 죽음의 고통에서 벗어나게 된다.

그러나 중요한 것은 누구에게나 잠재된 신성의 씨알이 누구에게서나 싹이 잘 트고 자라나지 않는다는 문제가 있는 것이다.

생명이 잘되는 길을 따라 온전하게 살아가는 이들은 언제인가 반드시 생명의 빛을 발한다. 질병의 치유는 물론이고 또 거듭난 영육의 생명 파장은 점차로 신성의 빛과 하나로 닮아 가게 된다. 바로 이들이 이른바 천인합일(天人合一), 하나님의 자녀에 해당하는 사람들로 매우 다행한 경우이다.

그러나 많은 대다수의 인간들은 불행히도 이 길에 들지 못하고 일상의 삶 속에 氣작용도, 神작용도 크게 발달시키지 못한 채로 정력이 쇠진하여 병들어 죽고마는 고달픈 삶을 마감하는 것이다. 흙에서 와서 흙으로 돌아가는 중생(짐승)의 삶, 육적인 삶으로 마감하는 인생들이다.

예수께서 "…죽은 자들로 하여금 죽은 이들을 장사지내게 하라!… (마태 8:22)"는 말씀은 바로 이런 생명의 빛을 밝히지 못한 이들을 가리키는 것이다.

생명의 빛이란 단지 영적인, 추상적인 개념이 아니다. 실제로 건강이 나쁘고, 병들고, 기운이 쇠진한 이들에게는 얼굴에 환함이 없다. 잠들어 있는 신성의 불씨에 불을 밝힐 기운과 정신작용이 약한 것이다. 따라서 빈 껍데기 육신만 살아

질병에 시달리며 행복한 삶을 실현하기 힘들어지게 마련이다.

따라서 우리는 우리 몸 안에 잠자는 신성의 불씨를 살려내어 생명의 빛이 활활 불타오르게 하는 노력이 필요하다. 동서고금을 통해 인류에게 있어 늘 어려운 문제는 어떤 노력을 얼마나 해야 하는가이다. 어떻게 하면 내 몸 안에 잠재된 신성의 빛을 살리고 환함이 가득한 사람이 되어 생, 노, 병, 사의 고통을 이겨내고 거듭날 수 있을까?…

*

생명 파장이 신성의 빛과 하나 되는 길

깨달음의 길, 神을 향한 기도 등 그 모든 노력은 결국은 우리의 '몸'을 통해서이다. 결국 그 모든 노력은 우리의 기력과 정신력을 통해서 이루어지기 마련이다. 따라서 기력이나 정신력(영성)이 강한 이들은 남보다 빨리 발전하는 가운데 '환함'과 '생기'가 넘치는 모습으로 새로워진다.

반면에 이미 삶의 무게에 지친 이들은 마음은 있어도 힘든 현실 속에서 어찌 해볼 도리가 없다.

2000년전, 아득한 옛날에도 사람들은 이런 문제로 고민을 많이 했던 모양이다. 오죽하면 예수께서 다음과 같이 말씀하셨다.

"…나는 길이요, 진리요, 생명이니라!… 나로 말미암지 않고서는 아무도 아버지께로 이르지 못한다!…"

여기 험한 산을 오르는 아마추어 등반대가 있다. 산에서 태어난 안내자가 일반 등반객 앞에서 다음과 같이 말할 수밖에 없다.

"…제가 앞장서서 가니 나를 믿고 따라오시오. 자칫 한눈 팔거나 실수하면 길을 잃거나 다치게 됩니다. 잘못 헛디디면 떨어져 죽을 수도 있습니다. 게다가 여러분은 이미 기력이 다해서 해지기 전까지 정상에 오르기가 힘들게 생겼습니다!… 그러니 정신차리고 내 말대로 잘 따라 하십시오! 잘 알아들었습니까?…"

예수님께서 그 시절에 그 말씀을 하셨던 심정과 산 사람 안내자의 마음과는 일맥상통하는 바가 있다고 하겠다.

필자도 같은 심정으로 이렇게 말하고 싶다.

"…저 높은 생명의 산에 오르고 싶으나 세상살이에 지쳐 이미 기력이 다한 이들이여!… 그대들은 저 산(山)을 향하여 오르려 해도 기운도 시간도 없구려!… 그러나 그리로 향한 마음만 있다면 가능한 길이 있다오! 제가 소개해 드리는 토리노 성의의 예수님 형상에서 나오는 빛에는 그대들의 기력을 되살리고 길을 찾게 해 주는 힘이 있습니다. 그 빛을 잘 받아서 저 산을 오르십시오!… 그리하면 해지기 전에 반드시 정상에 올라서 새 하늘과 새 땅을 보게 될 것입니다!…”

09

어떻게 영원한 생명의 山을 오르는가?

*

제일 쉽고도 가장 어려운 길… '믿음'

예수님께서 우리의 죄를 지고 십자가에서 돌아가심으로서 구원의 길을 열어 놓으셨다고 교회에서 가르친다.

이러한 교리를 그대로 믿고 따르면 이 순간에라도 죄 많고 병든 이 세상살이에서 벗어나 저 높은 생명의 산 위로 오를 수 있다는 것이다.

열심히 교리 공부를 하고 목사나 신부님 질문에 "…임을 믿습니까?!…"에 "네! 믿습니다!…"라고 목청껏 답하므로 곤고한 심신과 생활이 확 달라지는 복 많은 사람이 얼마나 될까?… 많은 이들은 그것이 잘되지 않기에 성령 세미나, 성령 치유, 심령 부흥회 등에 나아가 몇 일을 두고 주야로 예배를 드리고 정성을 다한다. 방언을 해 보려고 특수 훈련(?)도 하고, 기도 끝에 뒤로 나자빠지는 체험을 해보려고 저마다 두 팔을 내뻗고 하늘 아버지를 향해 성령이 임하기를 갈구한다.

그렇게 몸부림치며 애쓰면 어떤 이들은 그런 체험을 하게 되고, 잘 안되는 이들은 목회 지도자가 친히 머리에 손을 얹어 안수를 한다. 명치 끝을 손 끝으로 강하게 누르기도 한다. 마치 氣를 통하는 듯한 이런 저런 처치를 하면 어떤 이는 뒤로 나가 자빠지는 반면, 또 안 그런 이들도 있다.

그런 와중에 뒤로 자빠지는 체험과 한동안 꼼짝 못하고 누워서 몸에 떨림같은 진동을 느끼거나 방언이 터져 나오면 사람들은 성령의 작용에 감응된 것으로 믿고 기뻐한다.

이처럼 믿음의 확인을 성경 공부나 찬양을 통해 이해하고 감동 받는 것보다 한 순간에 몸으로 느끼는 신비한 체험이 더 강렬할 수 있다.

그렇게 해서 성령의 역사하심을 몸을 통해 끊임없이 확인해가며 병도 치유되고 마음의 평화와 생활의 문제까지도 술술 잘 풀려 나간다면 그야말로 "믿습니다." "아멘!" "할렐루야!…" 입에서 끊이지 않는 행복한 고백을 하게 될 것이다. '믿음' 만으로 구원을 받는다는 종교개혁가 마틴 루터가 옳았다고 칭송케 될 것이다.

그러나 누구나 다 그렇게 쉽고 빠르게 믿음을 갖게 되지 못한다는 데에 문제가 있다.

한번은 나의 환자 가운데 중병을 앓던 이가 치유의 은사(恩賜)를 받으려고 국내에서 여러 기도원과 부흥회 등을 전전하였으나 여의치가 않아 결국은 중국의 한방 병원까지 다녀오게 된 분이 있었다. 그 환자는 중국 기공사가 氣를 보내는 기공 치료를 받던 중 갑자기 뒤에서 누군가 잡아 당기는 기분이 들더니 저절로 뒤로 자빠지더라는 것이었다. 그리고는 손 발이 저절로 움직이는 떨림같은 진동이 한동안 왔다는 것이었다. 그런 치료를 반복하는 동안 병세도 많이 호전되었다며, 부흥회나 세미나에서 일어나는 현상들이 중국 기공치료에서도 일어나는 것을 보아 그것이 꼭 성령의 역사라고 보아야 할 지 의문이 든다는 것이었다.

필자는 그 환자에게 다른 의술처럼 기공 치료도 결국은 하늘에 계신 아버지의 뜻과 능력에서 나온 것이 아니겠냐고 답해주는 수 밖에 없었다.

믿음의 기초를 개인적인 생활의 성패(成敗)나 몸을 통한 신비 체험 위에 두는 것은 가장 쉬우면서 때로는 혼란스러운 것이 될 수 있다.

따라서 많은 목회자들이 氣치료나 요가나 명상, 수련같은 류의 신비적인 요소가 있는 행위를 가까이 하지 못하도록 금하고 있다.

그러나 노아의 홍수보다 더 무서운 정보의 홍수가 범람하는 21세기에 더 이상 이것은 먹으면 안 되고 저것은 먹어도 된다고 금 그어 가면서 양떼를 먹이고 끌고 갈 수 있을까?

중국병원 기공사의 치료는 사탄의 역사이고 교회의 안수 치료는 성령의 역사라고 무작정 우겨댈 것인가? 더구나 우리 교회의 안수가 별 효과가 없었고 중국가서 더 효과를 본 환자에게 단지 네 믿음이 부족해서 그런 것이라고 비난만 할 수 있을까?…

'믿겠다고 생각하니 생기는 믿음' '별난 신비 체험을 통해 생겨나는 믿음' 그런 믿음이 가장 쉽고도 어려운 믿음이다. 세상에는 그런 믿음을 가질 수 있는 복 많은 (또는 선택 받은) 사람이 있는가 하면 그렇지 못한 이들도 많다. 그렇지 못한 이들, 믿음을 갖는다는 것이 쉽지 않는 이들에게 해주고 싶은 말이 하나 있다.

세상에는 '알고 깨닫는 가운데 생겨나는 믿음'이 있다 바로 그런 믿음을 찾아 (예수님을 따라) 길을 함께 가보자고 필자는 이 글을 쓰고 있다.

모든 종교는 그들만의 교리를 진리라고 고집하며 그들 나름대로의 수행 방법이 있으며 또한 그에 따른 여러 가지 신비 체험을 이야기한다.

그러나 그 모든 행위의 궁극적 목표는 몸과 마음의 작용을 통해서 온전한 자기 자신을 찾아가는 생명 공부인 것이다.

나의 몸과 마음을 제물로 바쳐서 무엇이 진리인가를 알고 깨닫는 과정에서 진정한 자유와 믿음이 절로 생겨나기 마련이다. 무엇을 믿을까에 앞서 먼저 무엇이 생명이 잘되는 진리인지를 찾아보자.

진리를 알고 깨달으면 믿음은 절로 따라온다.

*

몸 공부 ; 내 몸을 바로 세워라

'건강한 몸은 영혼의 쉼터요, 병든 몸은 영혼의 감옥' 이라고 말한다. 영혼이 잘되려면 몸이 강건해야 한다는 뜻이다. 몸과 영혼은 둘이면서 하나이고 하나이면서 또한 둘의 관계이다. 따라서 영적 진화나 구원을 생각하기에 앞서 내 몸을 바로 세우는 것이 필수 조건이며 이를 몸 공부라 한다.

몸 공부는 여러 동작을 하는 가운데, 온몸의 굳은 근육과 관절을 풀어내어 생체 전기인 경락의 氣흐름을 원활하게 하는 것이다. 또한 생명전기의 흐름이 잘되도록 단전호흡 수련을 병용하여 전신 근육의 동시적 수축과 이완(신크로나이징)을 잘 조절하는 것이다.

이와 같은 몸 수련은 힘이 들고 시간이 많이 걸리며 특히 이미 병든 환자나 노약자의 경우에는 시작조차도 엄두가 나지 않을 것이다.

그러나 토리노 성의에서 나오는 예수님 기운을 받으며 수련을 하게 되면 생명전기의 氣흐름이 왕성해져서 애써 힘든 동작들을 하지 않아도 굳어진 근육과 관절이 저절로 쉽게 부드러워진다.

한편 호흡 수련은 더욱 어렵고 복잡한 면이 있다.

첫째로 아랫배 단전을 중심으로 하는 복식호흡이란 생명전기의 氣가 안정되고 중심이 잡힌 사람들에게는 자연스럽고 쉬운 일이다.

그러나 늘 긴장하고, 열받고, 컴퓨터 전자파에 시달리는 현대인들은 복식호흡을 하면 氣의 중심이 위로 뜨게 되어 이른바 만성 상기증(上氣證)을 갖게 된다.

이처럼 상기증으로 인해 생명전기 흐름이 막힌 근육이나 경락이 많을수록 호흡에 필요한 복강 내의 근육들이 무력해지게 마련이다.

따라서 생명전기 흐름이 막힌 근육과 경락을 풀어주는 힘든 노력이 선행되어야 비로소 숨을 힘 들지 않고 저절로 잘 쉬게 되는 것이다.

이를 위해 사람들은 전문 수련원을 찾아 애써보나 능력있는 선생이나 좋은 수련 방도를 만나기 쉽지 않은 게 현실이다.

그에 반하여, 토리노 성의 예수님 형상에서 나오는 빛은 바라보는 이의 아날로그 생명회로에 불을 켜고 전신 경락과 근육의 생명전기 흐름을 강력하게 변화시킨다. 그 결과로 몸에 힘이 생기고 가벼운 진동같이 떨리는 현상이 나타나기도 한다. 특히 평소에 생명전기가 많이 막혀 있던 부분이나 병든 부위에 강한 진동과 떨림이 오기도 한다. 대표적인 예가 평소에 할 말을 못하고 기가 막힌 사연을 가슴에 묻고 사는 사람이 혀 뿌리와 목구멍에 진동이 강하게 와 큰 울음이나 방언이 터져 나오는 경우이다.

그런 가운데 생명전기가 막힌 부분이 열리게 되면 숨쉬기가 저절로 깊어지고 편해진다. 호흡에 신경을 쓰지 않아도 저절로 깊고 고요한 단전호흡이 이루어지게 되는 것이다.

이처럼 답답한 가슴을 저절로 풀리게 해주는 힘이 토리노 성의 예수님의 빛 가운데 있다. 일부러 애쓰지 않아도 단전호흡이 자연히 이루어지게 되고 심신이 한 차원 높아지고 정신력(영성)이 강해지게 된다.

*
명상과 영성 기도

명상이란 어휘는 참으로 애매모호한 말이다. 만일 명상한다는 말이 무언가를 뭔가를 곰곰히 생각한다거나 깊이 사색한다는 뜻으로 이해한다면 그것은 잘못된 것이다.

명상이란 그 무언가를 생각하는 것이 아니라 아무것도 생각하지 않는 상태를 뜻한다. 이런 상태를 설명으로 듣기에는 그럴 듯해도 실천하기에는 참으로 어려운 일이다.

만일 사람이 아무 것도 생각하지 않고, 아무 것도 바라지 않고, 또한 아무 말도 하지 않고 그대로 조용히 있다면, 무엇이 남게 될까?

대부분의 생명전기의 흐름이 짧고 탁한 사람들에게는 남는 것이 졸음과 잠뿐이다. 그들의 명상은 이른바 몽상이 되고 말 것이다.

그러나 생명전기의 흐름이 맑고 강한 사람이라면 자신의 표면 의식층이 고요해지고 쉬게 되는 반면 이른바 무의식이라는 마음의 심층에 불이 켜지고 깨어나게 된다.

이처럼 겉으로는 잠든 모습이나 속에서는 생명의 영혼이 깨어나서 영성이 밝아지는 상태가 되는 것이다. 바로 그 때 영성을 통해 기도함으로써 신성의 빛으로 나아가는 시간이 된다.

영성 기도란 일체의 학습된 교리나 방편을 넘어서 벌거벗은 영혼으로 신 앞에 다가서려는 고요한 몸부림이다.

영성 기도란 빈 마음으로 먼 하늘의 허(虛)와 공(空)을 바라보며 '하나'를 느껴보는 것이다.

영성 기도란 밤 하늘의 어둠 가운데서 현묘한 '하나'를 느껴 보는 것이다. 그렇게 밝아진 신명의 빛으로 내 안에 내재된 신성(神性)을 일깨우는 것이 바로 영성 기도의 보람이며 은총이다.

그렇다면 어떻게 정신과 영혼을 맑고 강하게 하여 신명(영혼의 불꽃)을 올바로 밝힐 수 있을까? 기존의 여러 학설이나 수련 방법이 존재하나 필자는 가장 쉽고, 빠르고, 확실한 길을 전하고자 한다. 이 책에는 사람 영혼의 불을 밝히는 토리노 성의 예수님 빛이 소개되고 있다. 독자 여러분은 그 형상을 잠시 바라보기만 해도 대뇌의 생명전기가 충만하여 저절로 명상 상태에서 영성 기도에 들게 된다.

명상(meditation)이란 본래가 중재(mediation)라는 말

에서 온 것이다.

중재(mediation)란 둘 사이에 위치하여 양쪽을 조화시켜 큰 하나를 이루어 나가는 화평의 길이다.

그렇다면 명상을 통해서 무엇을 어떻게 중재하여 화평케 한다는 말인가?

나를 자아(自我)라고 함은 나 안에 자(自)와 아(我)가 함께 있음이다. 명상은 '속나' 인 자(自)와 '겉나' 인 아(我)를 조화롭게 중재한다.

명상이란 오욕칠정이 꿈틀대는 '겉사람 나(我)' 와 신성의 영혼이 깨어나려 하는 '속사람 나(自)' 의 둘 사이를 화평케 한다.

이 땅의 약육강식의 질서 안에서 살아 남으려는 나(我)와 하늘의 별자리처럼 조화로운 질서를 좋아하는 나(自) 사이를 화평케 하는 길이 명상이다.

내 생명만을 사랑하는 아전인수(我田引水)의 나(我)와 모든 생명을 사랑하는 신(神)의 형상을 닮은 나(自) 사이를 화평케 하는 길이 명상이다.

세상은 인성의 나(我)를 가아(假我), 겉사람, 에고(ego) 등으로 불러왔고, 신성의 나(自)를 진아(眞我), 속사람, 셀프

(self) 등으로 불러왔다. 명상이란 우리 안에 존재하는 두 가지 의식 세계 – 인성의 나(我)와 신성의 나(自) – 를 하나로 조화시켜 화평한 나, 세상을 화평케 하는 큰 나의 실현을 이루는 길이다.

따라서 깊은 명상 가운데 영성 기도를 통해서 진정한 자기 성찰과 회개 그리고 자기 발견과 깨달음에 도달한다. 그러면 세상을 화평케하는 하나님 아들이라 불리울 수 있다.

명상 가운데 영성 기도를 통해서 종교인은 깨닫게 된다.

"…神을 올바로 이웃에 전하고 그들을 잘되게 했는가?…"

"…神을 빙자하여 이웃을 겁주고 그들을 지배하려 했는가?…"

"…예수님은 과연 나를 안다고 하실까? 도무지 모른다고 하실까?"

명상 가운데 영성 기도를 통해서 개혁파, 진보주의자는 깨닫게 된다.

"…세상과 이웃을 진정으로 잘되게 하려는 개혁인가?…"

"…개혁을 빙자하여 세상을 뒤집고 득세하려는 야망인가?…"

명상 가운데 영성 기도를 통해서 상업 자본주의 세상을 사는 이는 깨닫게 된다.

"…한 평생 '돈'을 쫓아 허둥대는 내 인생이 너무도 초라하고 공허하지 않은가?…"

"…재화의 생산과 분배란 땅에서 神의 뜻이 이루어지게 하는 인간의 신성한 임무란 것을!…"

명상 가운데 영성 기도를 통해서 방황하는 이들은 깨닫게 된다.

"…내가 꼭 염려해야 할 일과 염려하지 않아도 좋은 일들을…"

"…자기 완성의 길, 구도의 길이란 하늘을 향한 끝없는 자기 부정 이란 것을!…"

명상 가운데 영성 기도를 통해서 얻은 깨달음의 빛과 진리가 우리 자신을 밝힐 때 우리는 모든 삶의 질곡에서 보다 자유로울 수 있다. "…진리가 너희를 자유케 하리라!…"는 말씀의 참뜻을 알게된다.

아마도 그 자유로움 가운데 큰 기쁨을 느끼며 인간은 구원이 무엇인가를 깨닫게 되리라.

이처럼 명상 가운데 영성 기도란 아무것도 하지 않는 가운데 모든 것을 이룰 수 있는 이른바 무위 무불위(無爲無不爲)의 길을 가는 것이다.

그러나 그 길이 너무도 어렵고 힘들기에 우리 스스로의 힘만으로 가는데는 한계가 있다. 그 길에 우리를 붙잡아 주는 힘이 바로 토리노 성의 속에 예수님의 형상에서 나오고 있다. 그 형상을 바라보며 그 빛을 받을 때 우리 몸의 생명전기가 강해지고 영혼의 불꽃과 신명이 밝아진다. 또한 심신이 건강해져서 어려운 난치병도 이겨내며, 크고 작은 깨달음과 기쁨이 뒤따른다. 그리고 언젠가 '환한 빛' 가운데 서 있는 자신을 발견하고 구원의 확신이 생겨나게 된다.

그 때 비로소 우리는 말할 수 있다.

"…이제야 믿음이 생겼습니다. …믿음을 갖게 해주셔서 감사합니다."

10

믿음이란 갖는 것일까? 받는 것일까?

*

"당신은 무슨 능력으로 이런 일을 하는 것이오?"

토리노 성의 예수님 빛으로 병을 고친다는 소문이 나면서 여러 종류의 사람들이 나의 클리닉에 찾아 왔다.
그들 가운데 의심을 품고 온 사람이나, 실제로 치료를 해보고 효과를 본 이들 모두 궁금한 게 하나 있다. 그들은 내게 묻는다.

"당신은 무슨 능력으로 이런 일을 하는 것이오? 누가 당신에게 이런 일을 할수 있는 능력을 주었소?"

필자로서도 대답하기가 쉽지 않다.

문득 예수님을 생각해 본다.

이적을 행하던 예수님을 그 당시 기득권자인 유대교 사제나 율법학자들은 의심과 경계의 눈빛으로 바라보고 있었다.
한번은 예수님과 제자들이 예루살렘 성 안으로 들어갔다.
거기서 그들은 예수께 물었다.

"당신은 무슨 권한(능력)으로 이런 일을 하는 것이요? 누가 당신에게 이런 일을 할수 있는 권한(능력)을 주었는가?(마태 21)"

그러자 예수님께서는 대답 대신 다른 질문으로 그들의 말

문을 막으셨다.

"(먼저 내게) 대답해 보아라!

(세례) 요한의 세례 행위가 하늘에서 온 것이냐, 아니면 사람에게서 온 것이냐? (마태 21:25)"

하늘에서 온 것이라 하면 요한을 하늘의 일을 하는 특별한 사람으로 인정한 꼴이 되고 반면 사람(요한)에게서 온 것이라 하면 세례 행위를 무시하는 꼴이 되어 그를 따르는 군중들의 분노를 살 것이므로 유대교 사제들은 더 이상 입을 열지 못하고 말았다고 한다.

토리노 성의 치유를 예수님이나 세례 요한이 행한 일에 견주어 생각한다는 것 자체가 죄송스러운 일이나 나 자신은 답답한 마음에 스스로에게 묻고, 남들에게도 묻고, 또 하늘에 묻는 것이다.

"토리노 성의 치유가 하늘에서 온 것이냐, 아니면 사람에게서 온 것이냐?…"

하늘에서 온 것이라 하면 나 스스로 하늘 일을 하는 특별한 사람인 체하는 것 같아서 난감하다. 그렇다고 사람에게서 온 것이라 한다면 마치 나 개인의 능력으로 만들어낸 일이라고 말하는 꼴이라서 더더욱 이상하다. 내게 그런 능력이 없음을 내 자신이 잘 알지 않는가!…

그러니 무슨 능력으로 이런 일을 하느냐는 질문에는 묵묵부답, 그저 웃을 수 밖에 없다.

누군가 말한다. “나의 믿음이 좋아서 그런 일을 한다고…”

과연 그럴까?…

*
내게 믿음이 있을까?!

하루는 예수께서 성 안으로 들어오시던 길에 문득 시장기를 느끼셨다. 마침 길가에 무화과 나무 한 그루가 서있었고, 예수께서 그리로 가셨다. 그러나 잎사귀만 무성할 뿐 먹을 만한 열매가 보이지 않았다. 예수께서는 그 나무를 향하여 일갈하셨다.

“이제부터 너는 영원히 열매를 맺지 못하리라!”

그러자 무화과 나무는 즉시 말라버렸다.

제자들이 놀라고 물었다.

“무화가 나무가 어찌하여 그렇게 당장 말라 버렸습니까?”

예수께서는 이렇게 말씀하셨다.

“너희가 믿음을 가지고 의심하지 않으면, 이 무화과 나무에 일어난 일을 할 수 있을 뿐만 아니라, 이 산더러 ‘번쩍 들려서 저 바다에 빠져라’ 하여도 그대로 이루어 질 것이다.

너희가 기도할 때 믿고 청하는 것은 무엇이든지 다 받을 것이다. (마태 21:21)…"

토리노 성의 치유를 할 때마다 어떤 이들은 나에게 굉장한 믿음이 있어서 그런 치유가 가능하다고 생각하는 듯 싶다. 멀쩡한 무화과 나무를 당장에 시들게 하고 산을 움직여 바다에 잠기게 하는 '믿어 의심치 않는' 그런 믿음!…

문제는 나 스스로가 토리노 성의 치유를 할 때마다 '믿어 의심치 않는 마음' 아니고 "과연 저런 난치병이 나을 수 있을까?!…" 하는 불안한 마음 뿐이라는 사실이다.

"그래도 많은 이들이 잘 나으니까 이번에도 잘되겠지!…" 믿음이라기 보다는 통계적인 치료 효과에 의존하는 의사의 생각과 환자가 잘되기를 비는 소망이 반반씩 담겨 있을 뿐이다.

'믿어 의심치 않는 마음' 또는 '믿음'이 내게 적은 이유는 그것이 매우 어렵기 때문이다.

물 위를 걷던 베드로가 문득 두려운 마음이 들면서 순간 물속으로 빠져들었다. 이 때 예수님께서 그를 붙잡아 주시며 하신 말씀인즉,

"이 믿음이 약한자여, 왜 의심하느냐?"

'믿어 의심하지 않는 마음!…' 그것은 평생을 두고 나를 가장 힘들게 한 화두였다.

필자의 지난 일들을 돌이켜본다.

성경 공부를 한창하던 학생 시절 나는 마당에 핀 꽃을 향해 "이제부터 너는 시들어 죽는다!" 라고 저주아닌 기도를 반복했던 적이 있다.

마음 속으로는 그 꽃이 시들어 말라버린 형상을 그려보면서 한점 의혹이 없는 확신의 마음으로 강하게 외쳐대었다.

여러 날을 반복했으나 꽃들은 잘만 피어났다.

결국 마당 한 구석에는 꽃을 향해 혼자 떠들어댄 나만 정신 이상자처럼 되었을 뿐이다. 현실에서 이루어지지 않는 믿음의 기도란 망상증에 가까운 것이 되고 만다.

'산을 들어서 바다에 빠지게 하는 일' 은 더더욱 어려운 것 같았다. 당시 필자는 운동을 좋아했고 격파술을 통해 자신의 믿음을 시험해 보기로 했다. 벽돌이나 송판을 손으로 쳐서 깨뜨리는데 믿음의 마력을 써 보기로 했던 것이다.

하루는 벽돌이 갈라지고 다음 날은 손이 찢어지는 고행을 반복하는 가운데 한가지 깨달음이 생겼다.

"…주님의 힘으로 이 돌이 깨질 것을 믿습니다!…" 하고 외친 뒤 곧장 내리치면 실패 확률이 더 컸다.

그 보다는 마음 속으로 기도를 반복하며 조용히 기다리면 등줄기 따라서 머리쪽으로 전기 같은 것이 스물스물 올라온다. 그리고 머릿속이 그 기운으로 꽉찬 듯 환해지고 아무 생각이 없어진다. 그때 내려치면 반드시 깨지는 것이었다.

결국 그것은 우리식으로 말하면 정신통일, 정신일도의 순간이었다. 과연 예수님의 '믿어 의심하지 않는' 경지가 그런 것이란 말인가?!…

*
"믿습니다!"와 "믿고 싶습니다."

대학을 졸업할 무렵 필자는 몸을 크게 상한 적이 있었다.

병원 치료로 별 효과를 기대 할 수 없자 산으로 들어갔다. 필자가 머무는 암자 뒷산에 올라 기도에 전념했다.

이름도 기도바위라는 넓찍한 바위에 앉아 밤하늘의 총총별들을 바라보며 "하늘에 계신 우리 아버지!"를 찾으며 열심히 기도를 드렸다.

"…전지전능 하시고 사랑이신 아버지 하나님! 저에게 치유의 은사를 내려주실 것을 믿습니다."

일주일째 되던 날 밤, 심신이 피로해 있었다.

정신이 가물거리는 가운데도 그 바위에 앉아 밤이 깊도록 병을 낫게 해달라는 기도를 주문 외듯이 반복하고 있었다.

그러다 잠시 깜빡 잠이 들었던지, 문득 귓전에 전화음성 같은 소리가 들린다.

"너는 우리가 전지전능하고 너를 사랑한다고 믿느냐?…"

아니 이게 무슨 소리일까?… 정신을 차리려고 몸을 움직여 보았다. 그러나 몸은 천근만근 굳은 듯이 손끝 하나 꼼짝할 수가 없다. 내가 너무 지쳐서 몸에 마비가 오고 헛소리를 듣는가보다 생각하는 순간 다시 들린다. 이번에는 더욱 선명하다.

"너는 우리가 전지전능하고 너를 사랑한다고 정말로 믿느냐?…"

혹시 내가 하나님이나 천사들 앞에 서 있는 게 아닐까 하는 생각이 문득 스쳐간다.

나는 얼떨결에 대답했다.

"네. 믿습니다!… 전능하시고 사랑이신 하나님께서 저의 병을 고쳐 주시리라 굳게 믿습니다!…"

나는 두려운 가운데도 피하려 하지 않고 또 무슨 말씀이 있지 않을까 하고 정신을 모으려 했다.

머릿속이 아픈 것은 아닌데 욱신거리며 윙윙 소리가 나는 듯 했다.

"네가 우리를 믿는다면 우리의 말을 따르겠느냐?…"

"네, 물론입니다!"

"이 바위 끝에서 아래로 뛰어 내려보라!…그리하면 우리가 너를 붙잡아 다치지 않을 것이며 너의 믿음으로 네 병이 낫게 되리라!…"

이 바위 끝은 경사진 벼랑이다. 게다가 저 아래도 바위 투성이다. 뛰어 내리면 죽는 거나 다름없다. 이거 큰일 났다. 또 다시 귀에 소리가 들린다.

"어찌하겠느냐?… 너는 우리가 전지전능하다고 믿지 않느냐?…"

어찌된 일인지 나도 모르게 엉거주춤 일어서고 있었다.

내가 걷는 것인지 누가 잡아 당기는 것인지 하여튼 나는 한발한발 벼랑 끝으로 다가서고 있었다. "내가 꿈을 꾸나?… 왜 이러지?…" 하는 생각이 오가는데 마침내 바위 한쪽 벼랑 끝에 서게 되었다.

아래를 내려다보니 말 그대로 깜깜 절벽이다.

두려운 생각이 드니 두 다리가 벌벌 떨린다.

베드로도 두려운 마음이 드니 물 속으로 빠지지 않았던가!…

이때 또 다시 들렸다

"네가 우리를 믿는다면 뛰어 내려보라!…"

나의 생각이 바뀌기 시작했다. 이 소리가 천사의 음성이 아니고 어쩌면 사탄의 음성일지도 몰라…

예수님이 광야에서 사탄으로부터 "성전 꼭대기에서 뛰어 내려보라"는 시험을 받으시고 "주 너의 하나님을 시험하지 말라. (마태 4:7)"고 일갈하시지 않았던가!…

나도 예수님처럼 한번 소리쳐 볼까?… 그 순간 머릿속으로 문자 메세지처럼 말이 들어온다.

"너는 예수가 아니고, 우리는 사탄이 아니다!… 뛰어 내리겠느냐?… 못 하겠느냐?…"

마침내 나는 털썩 주저 앉아 어린 아이처럼 울음을 터뜨리고 말았다.

그 후로 나는 "믿습니다."라는 말 대신에 "믿고 싶습니다!… 믿음을 주소서!"로 바뀌고 말았으며, 더 이상 신유의 은사도 바라지 않고 내 병을 스스로 고쳐보겠다고 작정하고 의과 대학교로 진로를 바꾸게 되었던 것이다.

그리고 30년의 세월이 지나서 예수님 빛으로 병을 고친다고 책까지 써내고 있으니 지금은 겨자씨만한 믿음이라도 생긴 것일까?…

*

체화된 믿음

한글로 '믿는다'는 '의심한다' '안 믿는다'의 반대 개념처럼 들린다.

신이 계신지, 안 계신지 잘 모르지만 계신다고 긍정적으로 생각하는 것을 "신을 믿는다."고 하는 식이다. 어떤 사람이 좋은 사람인지 나쁜 사람인지 잘 모르는데 좋은 사람이라고 긍정적인 생각을 할 때 '그 사람을 믿는다.'는 말을 쓴다. 이런 식의 '믿는다'를 영어에서는 'believe'가 맞겠다. 그래서 인지 미국의 1달러짜리 지폐에는 'I believe in God'이라고 적혀있다. 신의 존재에 대한 대중적인 믿음의 표현이자 긍정적 확인이랄까…

한편, 라틴어 성경을 보면 믿음이라는 말을 휘디스(fides)라 한다. 그 뿌리에서 나온 오늘의 영어 단어가 'fidelity(성실함, 충성함)'이라고 한다.

성서에 보면 유대인들이 여러 가지 이적을 행하시는 예수님을 보고 '당신은 마귀 들린 자'라고 비난한다.

그 때 예수께서 답하시기를

"나는 마귀들린 것이 아니라 내 아버지를 '공경'하는 것이다. 그런데도 너희는 나를 모욕하는도다! (요한 8:49)"

아버지를 '공경' 하는 것 바로 그것이 아버지에 대한 'fedes(fidality)' 인 것이요, '충실하게 섬김' 이자 바로 '믿음' 이다.

예수께서 "당신은 살아계신 하나님 아들, 그리스도이십니다. (마태 16:16)" 라고 믿음을 고백했던 베드로가 예수님의 수난이 시작되자 새벽 닭이 울기 전에 세 번씩이나 그를 모른다고 부인하고는 슬피 울었다고 한다.

그런 베드로가 예수님의 뜻에 따라 병자를 고치며 전도하는 삶에 충실하다가 마침내 순교의 길을 택하고 십자가에 거꾸로 매달려 죽기를 원하게 되었던 것이다.

머리로 생각하고 입으로 말하는 믿음은 흔들거렸으나, 예수님을 충실하게 따르는 삶 속에서 '체화된 믿음' 은 고통스런 죽음의 길까지도 예수님을 섬기며 따르게 되었던 것이리라.

*

저에게 믿음을 주셔서 감사합니다!

그렇게 저렇게 한 세상을 살아오면서 필자는 언제부터인

가 '믿는다' '의심한다' 라는 말을 잊어버리려고 노력했다. 믿음도 의심도 없는 상태에서 그냥 열심히 살려고 애썼다. 가능하면 필자가 하는 일과 만나는 사람들에게 성실하려고 애쓰면서…

토리노 성의 치유도 "믿습니까!…"보다는 "…이게 뭐꼬!…"하는 마음으로 해보자고 환자들에게 말해왔다.

그러나 세상 사람들이 모두가 내 마음같이 따라주는 것은 아니었다. 토리노 성의 치유를 말할 때면 긍정적으로 귀담아 듣는 사람보다, 마치 과대망상증 환자를 보듯이 나를 대하는 이들이 더 많았다.

특히 동료 의사나 기독교 신자인 친구들이 그런 눈빛으로 바라보며 내 곁을 떠날 때면 참담한 마음뿐이었다.

환자들도 불평을 하는 일이 많았다. 모든 의술이 포기한 난치성 환자들도 '예수님 빛' 치료라니까 성경에 나오듯이 기적을 기대한다. 분명히 많은 호전 반응을 보여도 감사할 줄 모른다. 왜 빨리 낫지 않느냐고 불평이 많았다. 예수님 시절에는 인간들이 지금처럼 전자파에 찌들거나, 심성이 극악스럽지 않았고, 믿음이 있었기에 기적이 가능했다고 일침을 놓기도 해보지만 치료가 빠르게 안 될 때면 나도 답답하다. 게다가 집 식구까지 때때로 푸념을 한다.

"의사가 병원에서 의학적인 치료를 해야지 병원 운영이 잘 되지… 토리노 성의 치료를 하면 혼란스럽잖아요! 남들이 돌팔이로 알아요! 아예 목사로 나서던가! 차라리 기도원을 차리던가 하세요!"

그러던 어느 날 진료를 끝내고 나서 심신이 몹시 곤고하게 느껴졌다. 멍하니 토리노 성의 예수님 형상을 바라보자니 절로 한숨이 나온다. 나의 '믿고 싶은 마음'이 또 흔들렸다.

"…예수님! 제가 지금 뭐하고 있는 겁니까?!… 토리노 성의 치유는 예수님이 하시는 겁니까?… 제가 하는 겁니까?… 하늘의 일입니까?… 사람 짓거리입니까?… 제가 애써 봐도 크게 보람이 없는 것 같으니 이제 그만 두고 싶습니다!…"

그렇게 넋두리를 하다가 깜빡 잠이 들었나 보다.

문득 정신을 차리고 보니 필자의 오른손이 왼손 바닥 위에 무언가를 쓰고 있었다.

자꾸 반복되는 손놀림이 이상해서 가만히 들여다보니 그것은 8자를 옆으로 눕혀서 쓰고 있는 것 같았다.

흰 종이를 놓고 볼펜을 잡고 몸에 힘을 풀고 기다려 보았다. 옆으로 누운 8자를 계속 쓰다보니 그 모양이 점차로 물고기 모양으로 변하는 게 아닌가?…

'물고기 형상!…'

2000년전 목숨을 걸고 예수님을 따르던 이들이 사용했던 믿음의 신표가 아니던가!

문득 눈시울이 뜨거워진다. 그 순간 내 머릿속으로 무언가 스쳐갔다.

"…네가 그것을 그리는 곳에 내가 함께 하리라!…"

이게 무슨 소리람… 물고기 형상을 가만히 들여다보며 나도 모르게 "예수님!… 예수님!…"하고 불러보았다.

물고기 형상 위로 빛이 내려온다. 기운이 뻗친다. (나는 그즈음 그 빛을 눈으로 보고 알 수 있는 능력이랄까 회로가 열린 상태였다.)

"…예수님!… 많은 사람들은 토리노 성의가 가짜라고 하며 예수님 빛이 아니라고 말합니다. 그들에게 그것이 예수님 빛임을 증거하게 하소서!…"

"잘 들으라! 너는 로마의 베드로 집(성당)에 가서 나의 형상 앞에서 나를 찾으라 그리하면 그 곳에 내가 임하리라!…"

참으로 오랜만에 눈물을 흘리며 감사 기도를 드렸다.

로마행 비행기를 타려고 알아보던 중 한 친구가 책을 보내왔다. 자기가 로마에 갔을 때 구한 베드로 성당 안내서 같은 책자였다.

거기에는 로마 성당 내부에 있는 성화나 조각들의 사진들이 있었다. 들추다보니 내 눈이 멈추는 곳이 있었다.

첫째는 빛으로 변한 예수님 형상을 그린 벽화였고 둘째는 성모마리아가 예수님 시신을 끌어 앉고 있는 '삐에따' 조각상이었다. 셋째는 예수님이 못박히신 십자가였다.

무언가 전율같은 느낌이 와서 나는 물고기 형상을 그리며 마음 속으로 예수님을 찾았다. 머리 속이 옥죄며 윙윙 소리가 들리는 것 같았다. 어지러운 느낌이 들어 눈을 감고 말았다.

잠시 후 눈을 뜨고 보니 그 사진 위로 아지랑이 같은 빛이 서린다. 그 빛은 점차로 회오리바람처럼 소용돌이치며 허공에서 사진 위로 내려오는 것이 아닌가?!… 나선형의 빛소용돌이는 마침내 원뿔 모양이 되어 그림 속의 예수님 형상 위에 멈춘 듯이 한참을 서있었다.

망연자실!… 멍하니 바라본다. "이게 뭐꼬?!…"

그것은 꿈도 아니요 망상증적 환상도 아니었다. 지금, 여기에서 벌어지는 현실이었다…

아! 예수님!… "…홀연히 하늘이 열리고… 하나님의 성령이 비둘기처럼 당신 위로 내려오시는 것이 보였다.(마태 4:16)"는 말씀이 이런 것이니까?!… 할렐루야!… 호산나!…

나에게는 그것이 보이나 다른 이들은 보지 못한다. 단지 사진 위에 손을 대고 근력반응검사(오-링 테스트)로 힘이 무지하게 강해진 것을 느끼고서야 "뭔가 있구나." 하고 생각할 뿐이다. 그나마 느끼고 깨달으면 다행이련만!…

생명이 잘되는 길을 성실하게 추구하는 이들은 누구나가 알 수 있다. 그것을 알게 되면 믿음은 절로 자라나게 마련이다.

모든 독자분들이 예수님 빛을 몸으로 깨닫는 가운데 믿음이 더 깊어지시기를 기원한다.

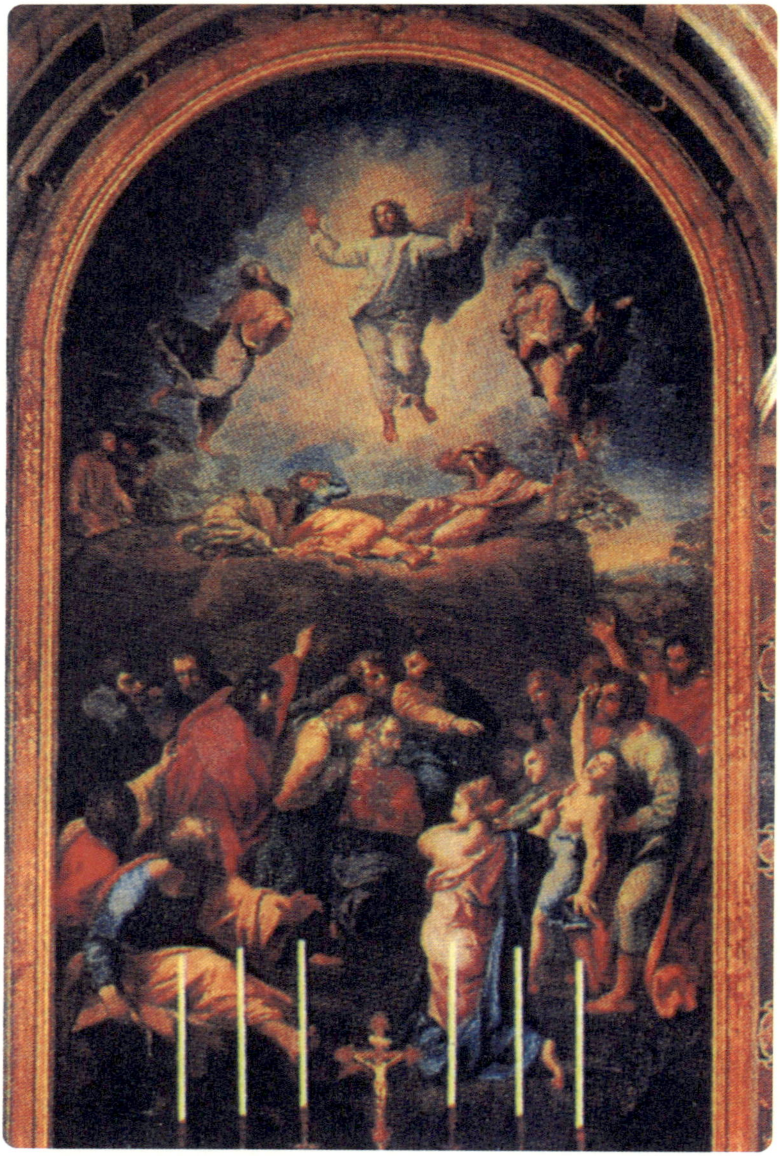

빛으로 변한 예수님
(물고기 형상을 그리지 않은 그림이다.)

앞 페이지 그림

'빛으로 변한 예수님' 벽화이다. 일상적인 성화로서 특별한 힘이 없다. 한 손을 대고 오-링 테스트를 하여 자신의 힘을 가늠해 본 후 뒷 페이지에 나오는 물고기 형상을 그린 성화와 비교해 보시라.

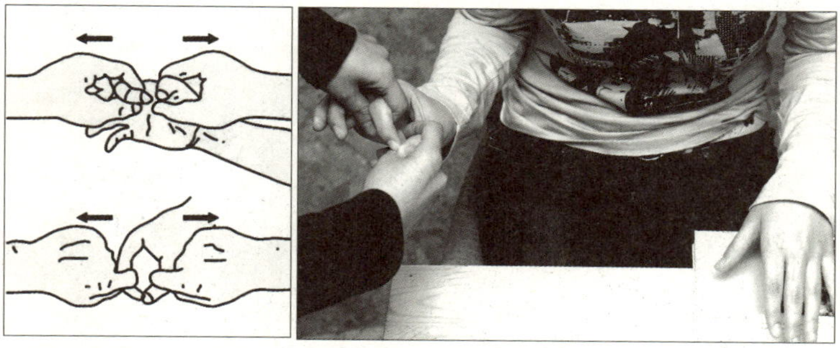

책 위에 손바닥을 대고 오-링 테스트를 해도 힘의 강해지는 변화를 느낄 수 있다. 변화를 잘 모르는 경우 손등을 대고서 다시 반복해 본다.

다음 페이지 그림

물고기 형상을 그리고 기도를 드린 후, 예수님 성화 위에 빛이 내려 있다. 오-링 테스트로 힘이 크게 강해진다면 빛이 있음을 알 수 있다.

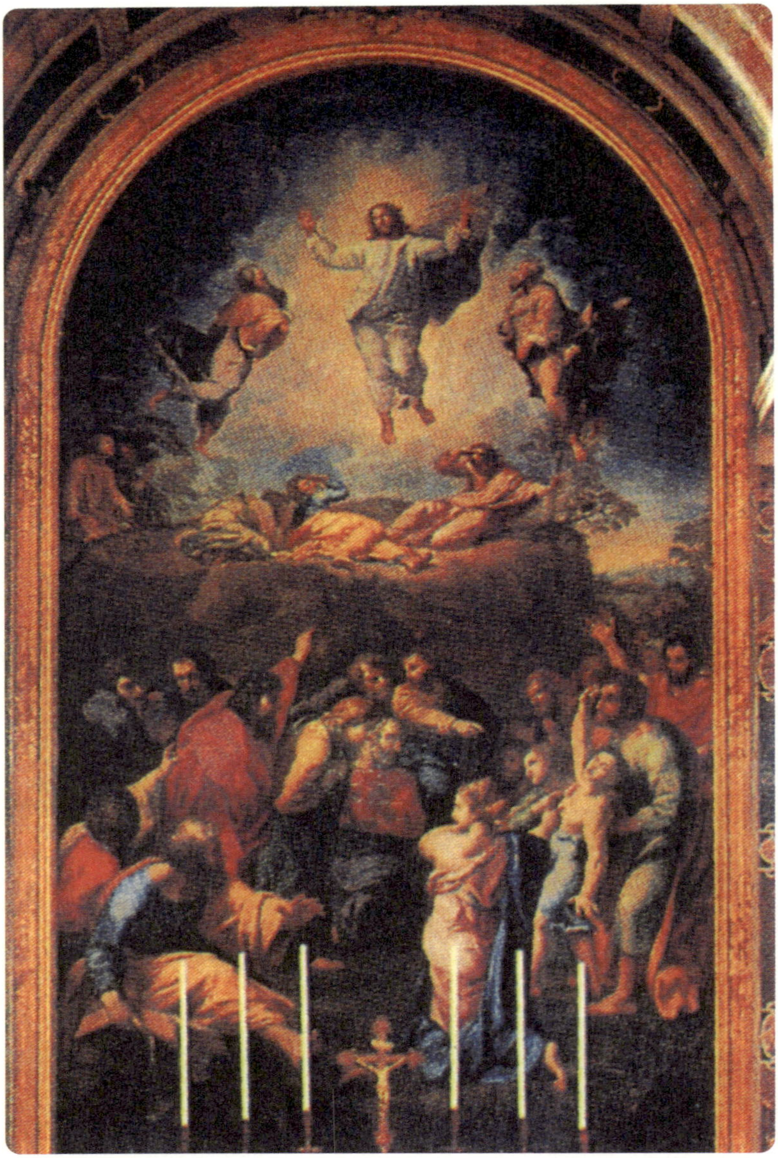

빛으로 변한 예수님
(물고기 형상을 그린 후 빛을 내린 그림)

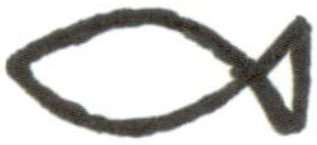

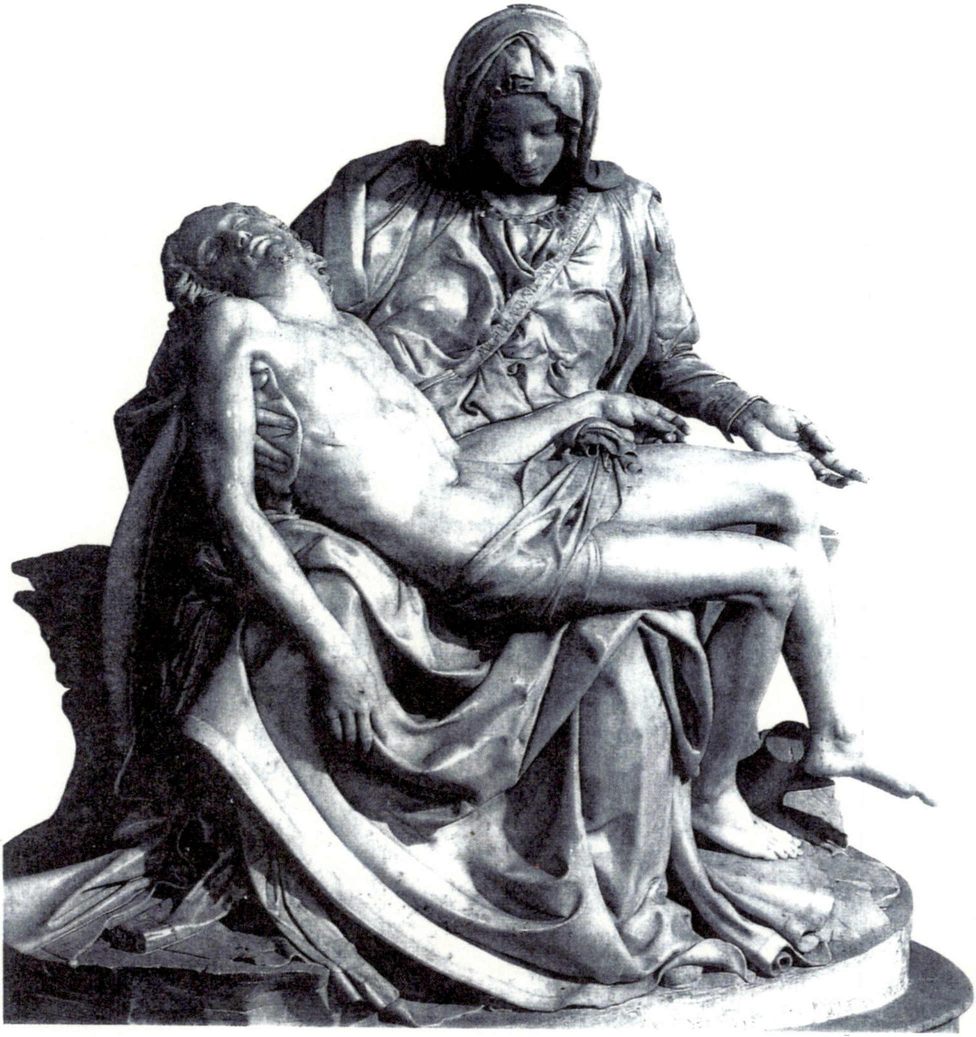

삐에따
(물고기 형상을 그리지 않은 보통 사진)

앞 페이지 사진

예수님 시신을 끌어안고 애도하는 성모상 '삐에따'이다. 조각가 미켈란젤로의 기운이 남아 있을 뿐, 특별한 기운이 없다. 오-링 테스트로 자신의 힘을 가늠해 보고 다음 형상과 비교해 보시라.

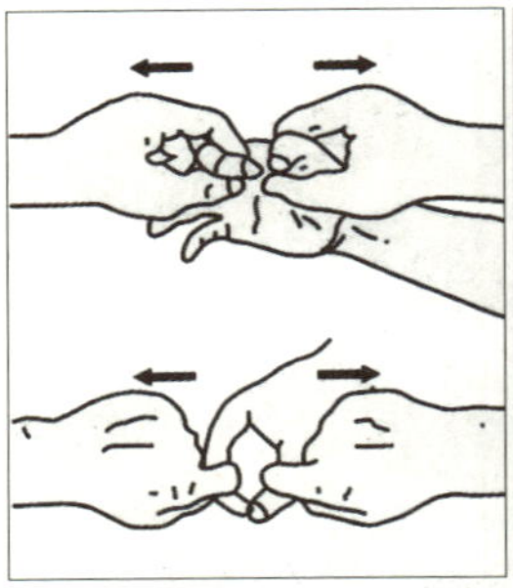

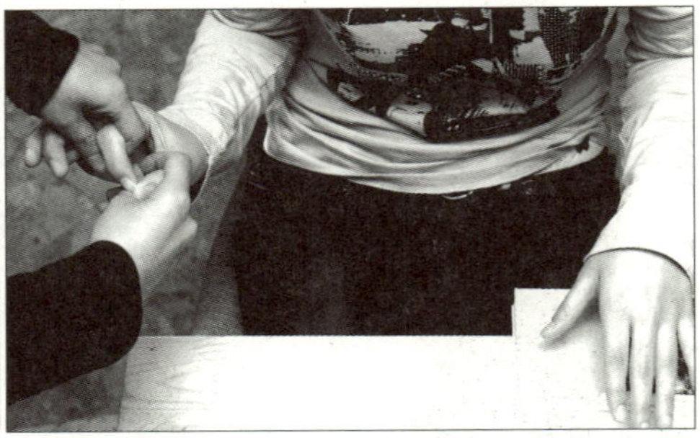

책 위에 손바닥을 대고 오-링 테스트를 해도 힘의 강해지는 변화를 느낄 수 있다. 변화를 잘 모르는 경우 손등을 대고서 다시 반복해 본다.

다음 페이지 사진

물고기 형상을 그리고 기도를 드린 후 삐에따 상 위에 빛이 내려 있다. 사진 위에 손을 대고서 오-링 테스트를 하여 힘의 변화를 느껴 보시라. 앞 페이지보다 힘이 크게 증가한다면 빛이 있음을 알 수 있다.

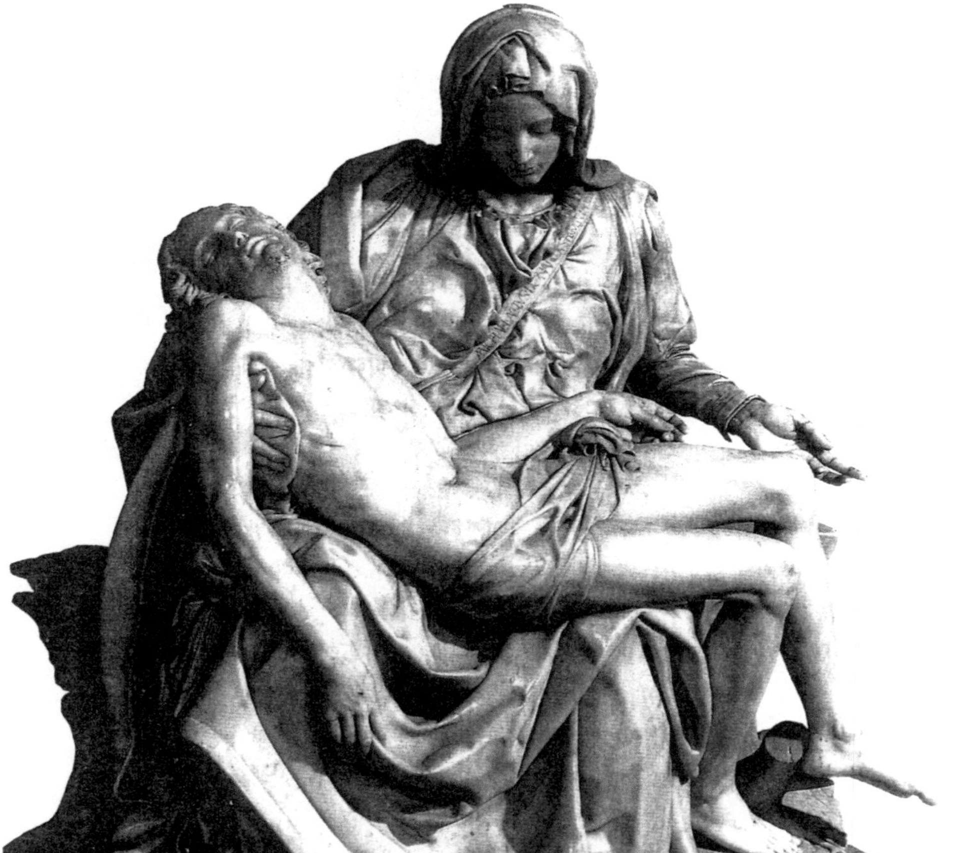

삐에따
(물고기 형상을 그린 후 빛을 내린 사진)

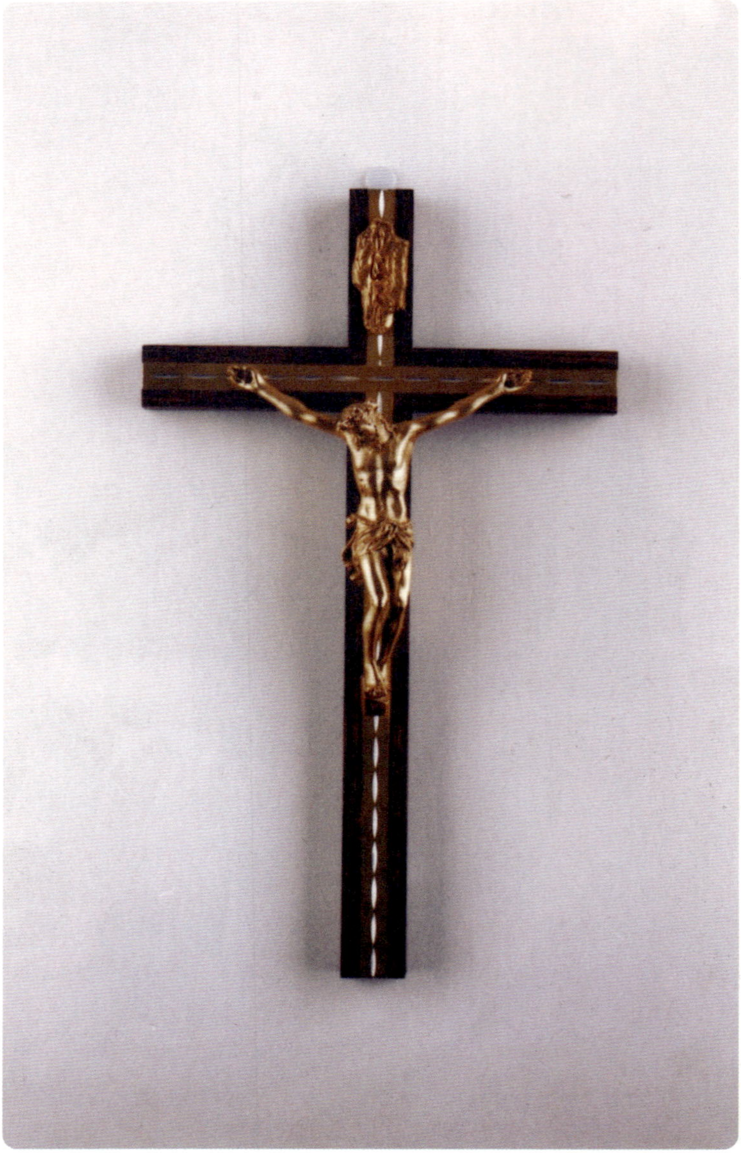

십자가 상
(물고기 형상을 그리지 않은 보통 십자가이다.)

앞 페이지 사진

일상적인 십자가 상이다. 형상 위에 한 손을 대고서 오-링 테스트를 하여 자신의 힘을 가늠해 본 후, 물고기 형상을 그린 십자가와 비교해 보시라.

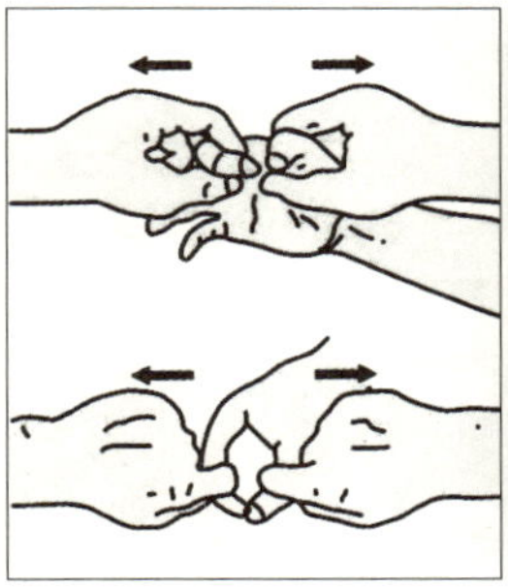

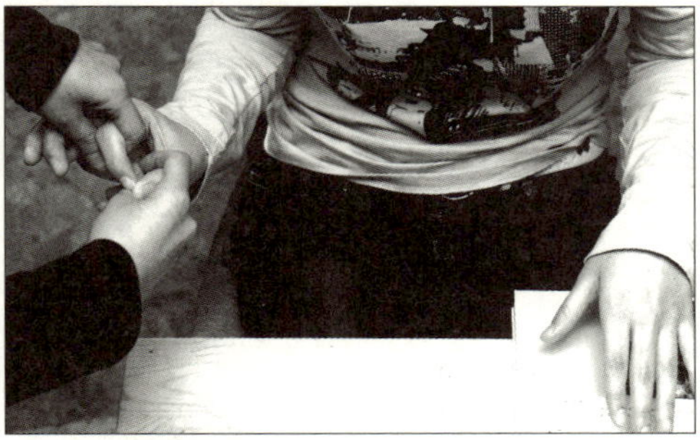

책 위에 손바닥을 대고 오-링 테스트를 해도 힘의 강해지는 변화를 느낄 수 있다. 변화를 잘 모르는 경우 손등을 대고서 다시 반복해 본다.

다음 페이지 사진

물고기 형상을 그리고 기도를 드린 후 빛이 내린 십자가 상이다. 오-링 테스트를 하여 힘의 변화를 앞 페이지 사진과 비교해 보시라. 힘이 크게 강해진다면 빛이 있음을 알 수 있다.

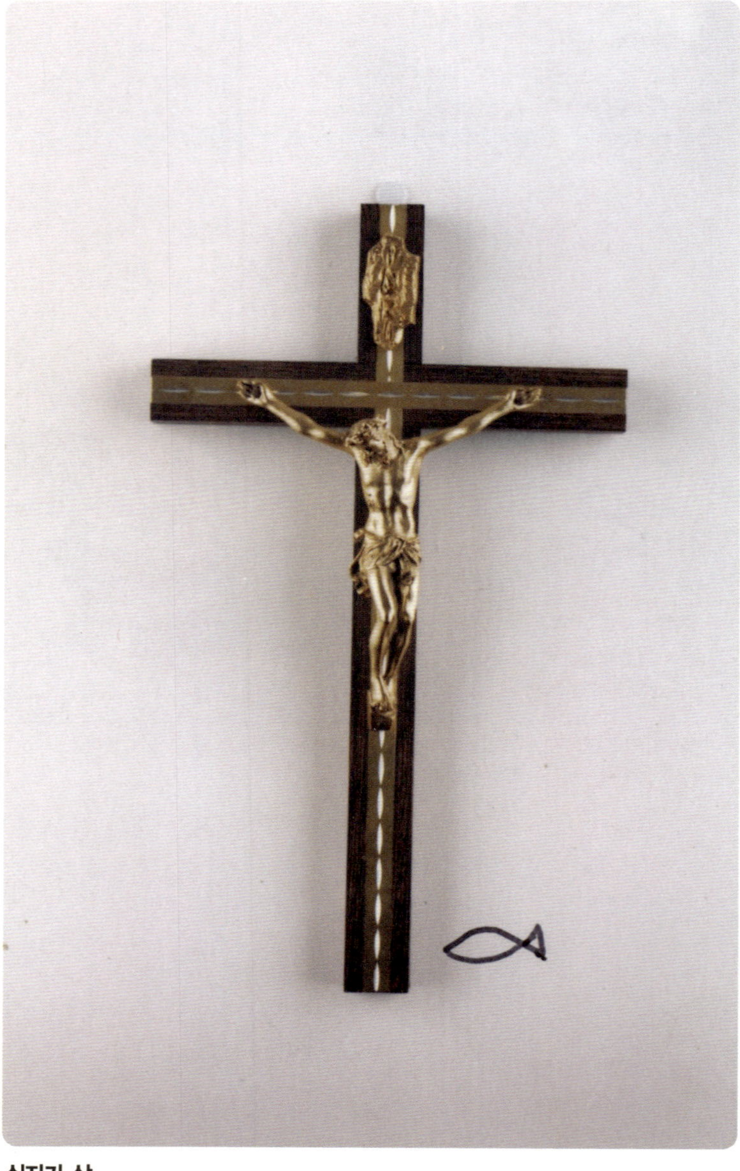

십자가 상
(물고기 형상을 그린 후 빛을 내린 십자가이다.)

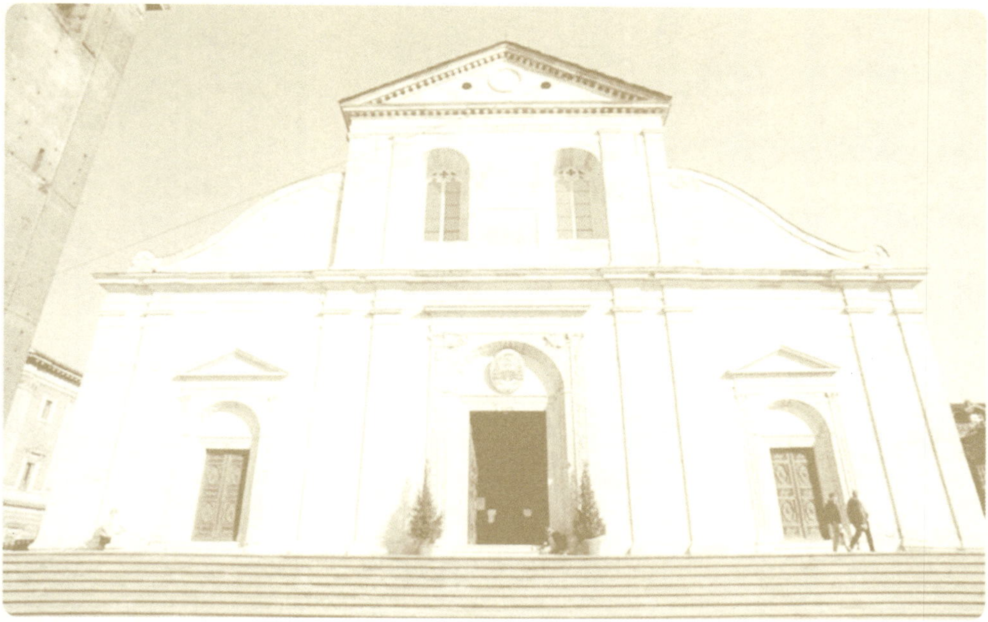

토리노 성당

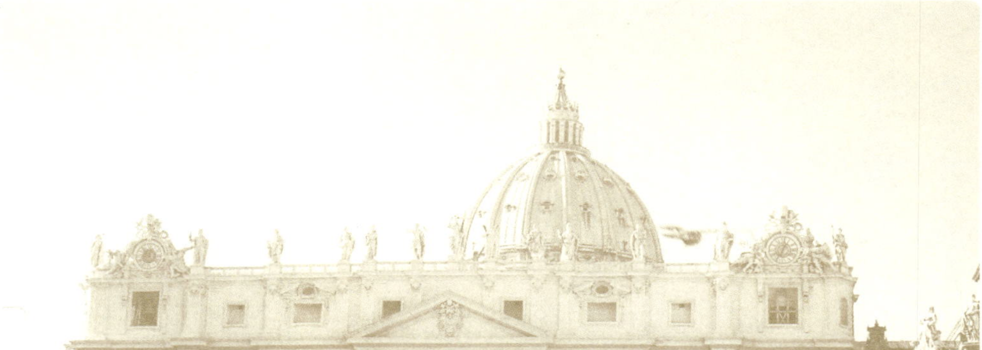

성 베드로 성당

修

"예수님을 따르며

천국의 문을 두드리는 공부는

벼랑 끝에 선 자의 마음으로 해야 합니다.

모든 것을 잃고

벼랑 끝에 선 자의 절박함,

그 절실한 심정으로

천국의 문을 두드려야 합니다."

11

네가 완전한 사람이 되려거든… (마태 19:21)

1
우리는 하나님 아들인가!…

우리는 왜 성경을 읽으며 왜 기도하며, 왜 금식하며, 왜 믿으려 하는가? 왜 요한은 하나님이 인간이 되셨다고 했을까? 하나님 아들은 왜 십자가에서 죽어야 했던가? 왜 예수님은 우리에게 빛의 자녀가 되라 하셨나?

이 모든 것은 우리가 하나님의 빛과 말씀 안에서 하나님 아들, 빛의 자녀로 거듭나도록 하기 위함이다.

베드로가 이르기를 "우리는 신(God)의 성품에 참여한 자(베후 1:4)"라고 했다.

우리 안에 '신적 성품' 혹은 '하나님의 씨앗'이 있다는 뜻이다. 이는 곧 우리 안에 잠재된 하나님의 빛과 말씀이며, 하나님의 형상이다. 그러므로 우리는 하나님의 잠재된 아들이다.

하나님 자신이 이 씨앗을 낳고 심으셨기 때문에 설령 그것이 죄로 뒤덮이고 가리워질 수는 있어도, 결코 뽑혀 버리거나 소멸될 수는 없다.

불가에서 우리 마음의 본바탕에 곧 부처의 성품이 주어져 있으며 이를 바탕으로 중생이 성불할 수 있듯이, 영혼의 근저에는 결코 파괴되거나 지워질 수 없는 빛과 말씀으로 하나님의 형상이 새겨져 있기에 우리가 하나님의 아들이 될 수 있다. "우리는 하나님의 아들들이라 불릴 것이다.(요한 1서 3:2)"

그러나 현실적 인간은 하나님의 아들이 아니다. 현실적으로는 잠재된 하나님 형상은 은폐되고 드러나지 않는다. "지금은 우리에게 숨겨져 있다. (요한 1서 3:3)" 이 괴리를 극복하는 것이 수행과 은총이다.

빛과 말씀을 묵상하는 가운데 '하나님의 씨앗' 은 달아오르고 빛을 발하며 끊임없이 하나님을 향해 움직인다. 하나님 아들로 거듭나기 위하여!…

사도 요한은 우리가 하나님의 잠재된 아들이며 예수님으로 인해 실제로 하나님 아들이 된다고 말했다.

"…아버지께서 우리에게 어떤 사랑을 베풀어 주셨는지를 보라. 우리는 하나님의 아들들이라 불릴 것이며 그리고 아들들입니다. 지금은 우리에게 숨겨져 있는 사랑하는 이여, 우리는 하나님의 아들들입니다. 그리스도께서 나타나시면 우리도 그리스도와 같은 사람이 되리라는 것을 우리는 알고 있습니다. 우리가 그리스도의 참모습을 뵙게 되기 때문입니다. (요한 1서 3장 1:4)…"

토리노 성의 예수님 빛 속에서, 그의 말씀을 따르는 수행 가운데 우리는 예수 그리스도의 참 모습을 뵐 수 있고, 마침내 언젠가는 하나님 아들이라 불릴 것이며 하나님의 아들이 될 것임을 믿고 싶습니다.

2
어떻게 해야 하나님 아들(완전한 인간)이 되는가!…

한 부자 청년이 예수님께 묻는다. 어떤 선한 일을 하면 영원한 생명을 얻을 수 있겠느냐고… 예수님께서는 (선한 일을 할 수 있는) 선하신 분은 오직 (하나님) 한 분 뿐이시라고 하시며 선한 일을 하겠다는 청년의 생각 자체를 인정하지 않으신다. 덧붙여 네가 할 수 있는 일은 그냥 계명을 잘 지키는 것 정도라고 대답하셨다.

그 부자 청년이 말하기를 자신은 살인, 간음, 도둑질, 거짓 증언 등을 하지 않고 이웃을 사랑하라는 계명을 이미 잘 지켜오고 있는데 무엇을 더 해야 되겠냐고 다시 묻는 것이었다.

흠잡을 곳이 없는 착하고 똑똑한 고수급의 젊은이임이 느껴진다. 그 때 예수님의 마지막 말씀이 고수급을 향한 큰 가르침이다.

"네가 '완전한 사람' 이 되려거든 가서 너의 재산을 다 팔아 가난한 사람들에게 나누어 주어라. 그러면 하늘에서 보화를 얻게 될 것이다.

그러니 내가 시키는 대로 하고나서 나를 따라 오너라. (마태 19:21)…"

그러나 그 부자 청년은 재산이 많았기 때문에 말씀을 따르지 못하고 떠나고 말았다.

부자란 소유가 많은 사람이다.

마음이 늘 소유욕으로 지배된 사람이다.

마음 속에 '하나님의 지배(천국)' 를 받아들일 빈 자리가 적은 것이다. 따라서 부자가 하나님의 지배를 받아들이고 천국에 들기란 낙타가 바늘구멍으로 들어가기보다 어렵다는 것이다.

따라서 예수님은 당신을 따르는 이들에게 늘 '버림' 의 헌신을 강조하였다.

"…나를 따르려고 제 집이나, 형제나 자매나 부모나 자시이나 토지를 버린 사람은 백 배의 상을 받을 것이다. 또 영원한 생명을 얻을 것이다. (마태 19:29)"

성 프란시스코는 부유하던 청년 시절 예수님을 따르기로 결심한 후 그의 재산을 가난한 이들에게 모두 나누어 주었다. 가족을 떠나서 들판에서 천막을 치고 춥고 배고픈 생활 속에서 프란시스코 수도회가 시작되었던 것이다.

오늘 우리 주변 이웃들에서도 비슷한 일을 볼 수 있다.

전셋집 살던 부인이 교회에 나가면서, 어느 날 갑자기 전세금을 빼서 교회에 바치고 지하실 사글세 방으로 이사 했다는 사연이다. 가난한 생활에 지친 아이들은 가출하고 남편과의 불화로 이혼 당하고 결국 전셋집과 가족을 버리고 온종일 교회에 매달려 사는 사람이 되고만 셈이다.

성 프란시스코의 헌신과 순종보다 결코 못하지 않아 보이는 이런 여인의 사연이 인터넷의 안티 기독교 사이트에 자주 떠오르며 칭송보다 비난의 독설들이 쏟아지는 세상이다. 예수님 말씀이 악용되고 있다고!…

한번은 부자 친구가 아주 진지하게 내게 물었다.

"…나는 진정으로 예수님 제자가 되고 싶은데… 문제는 내가 가진 모든 소유를 버릴 수는 없거든… 요즘 자본주의 세상은 옛날 예수님 시절 세상과는 너무 다르지 않는가? 그러니 예수님 말씀을 요즘 세상 잣대에 맞게 해석을 하면 어떨까?… 요즘은 있는 사람이 없는 사람보다 더 돈에 시달리고 사는 세상이니까 가진 재산의 절반만 내 놓아도 예수님 말씀을 따르는게 아닐까?!…"

무엇을 버릴 것인가?…

또 얼마나 많이 버릴 것인가?… 자신이 가진 것은 무엇이며 과연 얼마만큼 덜어내고 얼마나 나를 비울 수 있는가를 깊이 고뇌하고 성찰함이 '회개의 시작'이 된다. 그 친구를 위해 기도 하던 가운데 비몽사몽간에 나의 뇌리를 스쳐간 말씀이 있어서 이를 전해 주었다. 그것이 하나님 말씀인지 내 생각인지는 알 수 없다는 단서를 붙여서 다음과 같이 전했다.

"너는 우리로부터 받고 싶은 만큼 '많이' 그러나 네 형편에 무리가 가지 않게 '적게' 버리도록 하라!…"

그 후 부자 친구는 자신이 하나님으로부터 무엇을 얼마나 많이 받기를 원하며, 한편으로 현실에서 자기 형편을 지키려면 최소한 얼마나 필요한가를 놓고 다시 고민하게 되었단다.

세금을 꼭 내야 하느냐는 질문에 예수님 말씀은 이중구속의 해답이었다.

"황제의 것은 황제에게 돌려주고, 하나님의 것은 하나님께 돌려 드려라. (마태 22:21)"

무엇이 하나님 것이고, 또 무엇이 황제의 것인가를 판단하는 것은 각자의 몫이고 스스로 지고 가야할 십자가이다.

예수님을 따르며 천국의 문을 두드리는 공부는 벼랑 끝에 선 자의 마음으로 해야 한다. 모든 것을 버리고 (또는 잃고) 벼랑 끝에 선 자의 절박함! 그 절실한 심정으로 천국의 문을 두드려야만 한다. 그것을 우리는 버림의 수행이라고 한다.

3
버림의 수행

1. 버림과 벗어남의 길

버림의 수행이란 티없이 맑고 순수한 보편적인 인간성 그 자체를 돌이키는 것이다. "그리스도를 옷 입어라."는 바울로의 말처럼, 우리가 하나님을 수용할 수 있는 순수한 인간이 먼저 되는 것이다.

수행이란 끊임없는 '버림과 벗어남' 의 과정이다. 내 영혼의 근저로의 접근을 가로막고 있는 모든 것을 버리고 벗어나는 것이다. 내 영혼의 근저와 신의 근저 사이에 놓여 있는 일체를 끊고 또 끊는 부단한 '끊어 버림'의 과정이다. 영혼의 누더기를 벗고 벗어서 알몸이 되려는 것이 '벗어 버림'이며, 덜고 덜어서 無가 되고자 하는 것이 '비워 버림'의 영적 투쟁이다.

버림의 수행은 '내 것'을 버리는 것으로 시작해서 마침내 '나' 마저 버리는 단계에 이른다. 그것은 결국 '죽음'을 의미한다. '에고(Ego)의 세계에 대한 죽음', 기쁨도 슬픔도 건드릴 수 없는 철저한 '죽어 버림'의 행보이다. '내가 존재하지 않았던 때의 나' '어린이와 같은 나'가 되는 것이다.

이 '죽어 버림'이야말로 하나님의 아들이라는 새로운 생명으로 태어나기 위한 선결 조건이다.

겉사람인 내가 죽어 버림으로 속사람인 내가 살아나는 것이다.

그것은 장자(莊子)가 말하는 '나를 장사 지내기, 오상아(吾喪我)'의 실천이다.

예수님은 이르셨다 "…나를 따르려는 사람은 누구든지 자기를 버리고, 제 십자가를 지고 따르라. 제 목숨을 잃는 자는 얻을 것이다. (마 16:24)"

버림의 수행에 문제가 되는 것은 어떤 생각이나 행위 그 자체가 아니다. 자기애, 헛된 자존심, 자기 모순에 근거한 인간의 집착과 망상, 소유욕과 지배욕이다. 버림의 수행은 바로 이러한 집착과 망상, 소유욕과 지배욕을 버리고 벗어나는 것이지 사물들이나 세상사로부터 도피하는 것이 아니다.

버림의 수행자는 집착을 놓아 버리는 자기 부정을 통해서 현실 속에서 초연하게 살 수 있다. 그는 버림과 벗어남을 통해 언제 어디서나 자유로움을 방해받지 않는 새로운 참 인간 '완전한 사람'으로 거듭난다. 세상으로부터 자유롭다는 말은 세상을 등지는 것이 아니라 세상을 내 것으로 소유하려고 붙잡지 않는다는 뜻이다.

버림의 수행은 인간의 관심은 '무엇을 소유하느냐'에서 '어떤 존재가 되는가'로 변화시킨다. 인간을 자신으로부터 해방하여 그를 본질적이고 자유롭게 한다.

버림의 수행이란 한적한 곳에서 일체의 생각을 멈추고 활동을 중지하는 특별한 수행만을 말하는 것은 아니다. 일상생활 가운데서 마음의 중심 혹은 내면의 평화를 잃지 않도록 하는 마음의 훈련이다. 자기애와 자기 집착을 떠나 하나님의 빛 아래서 세상 사물을 더 순수하고 고귀하고 아름답게 대하며 사는 법을 익히는 것이다.

버림의 수행은 하나님과 나 사이를 갈라놓거나 방해가 되는 일체의 것에 대한 집착과 소유를 끊는 것이다. 그것이 물질적 소유든 정신적 집착이든 가리지 않는다.

그것은 곧 '무소유'며 '마음이 가난함'이다. 장자가 말하는 '마음을 굶긴다는 심재(心齋)'이다.

마음의 가난을 통해 모든 것을 놓아 버린 영혼은 마침내 하나님마저 놓아야 하는 경지에 이르게 된다. 진정으로 하나님과 하나가 되려면, 아니 이미 하나님과 하나인 자신을 발견하려면, 하나님마저 놓고 떠나야한다. 이것이 수행의 극치이다. 더 이상 무언가를 주고받는 해결사 하나님, 조건부 하나님이 아니라 진정한 하나님, 침묵의 하나님을 만나는 길이자 동시에 '완전한 사람(참 인간)'이 되는 길이다.

이것이 버림과 벗어남의 길이다.

2. 버림과 보상

버림의 수행을 통해 바로 선 사람은 진실로 하나님의 나라에 들게 된다. 그 사람 안에 하나님의 나라가 열리게 된다. 그러나 버림의 수행을 해 본 사람은 안다. 버린다는 것이 한도 끝도 없는 고난의 길임을!…

나의 모든 소유와 욕심을 버리고, 명예를 버리고 은둔자가 되어도 아직도 버릴게 많이 남게 마련이다. 나의 에고(Ego)를 죽이고 또 죽여도 어느 순간 나의 에고는 다시 꿈틀거리며 고개를 치켜든다. 아무리 잘라도 죽지 않는 '메두사의 뱀머리' 처럼…

무소유의 철학자, 희랍의 디오게네스는 집을 버리고 통 속에서 살았다. 몸소 찾아온 알렉산더 대왕의 호의마저 사양한 그는 모든 것을 다 버렸다고 자부하며 지냈다. 어느 날 개울에서 바가지로 물을 떠 마시던 중 한 어린 애가 맨 손으로 물을 떠먹는 것을 보게 되었다. 그 때 철학자는 "내게 아직도 버릴 것이 남았구나!…" 긴 탄식과 함께 바가지를 개울물에 떠내려 보냈다고 전한다.

그 후 맨 손으로 물을 떠 마시게 된 디오게네스가 하루는 친구 플라톤의 집을 찾아갔다. 대리석 응접실에 깔린 화려한 페르시안 양탄자 위에 디오게네스는 흙범벅이 된 자신의 발을 비벼대며 닦고 있었다.

이를 보게 된 집주인 플라톤이 물었다. "내 양탄자 위에서 무슨 짓을 하느냐고…"

디오게데스가 답했다. "내 더러운 발이 짓밟고 있는 것은 양탄자가 아니라 바로 이 집주인의 허영심이라고…"

그 때 플라톤이 웃으며 답했다.

"나의 아름다운 양탄자를 짓밟고 있는 것은 더러운 발이 아니고 그대의 자만심이군!…"

무소유나 무심이라는 버림의 수행이란 참으로 어려운 것이다.

인간이 몸을 갖고 이 세상을 살아가는 한 버릴 수 없는 마지막 욕구가 있다. 그것을 우리는 보상 욕구라 한다. 무언가를 버리고 고생을 하게 되면 그에 대한 보상 심리가 원천적으로 동반되는 것이 인간성의 한계이다.

예수님께서는 모든 것을 버리고 나를 따르면 하늘의 보화, 백배의 상, 영원한 삶, 완전한 사람이 된다고 약속하셨다. 보상의 약속이다. 인간이나 세상으로부터가 아닌, 하늘로부터의 하나님의 보상을 약속하신 것이다.

버림의 수행으로 비워지고 벗겨진 부분을 채워주는 보상의 약속이요, 크게는 구원의 약속이다.

버림의 수행으로 하늘나라에 가까이 다가갈수록, 하늘나라에서 베푸시는 크고 작은 보상을 받는, 받을 줄 아는 공부를 함께 해야 한다.

그것을 채움의 공부, 받음의 수행이라 한다.

4
받음의 수행

1. 채움의 길

가능한 모든 것을 다 버리고 벌거벗은 채로 광야에 홀로 선 수행자에게 남는 것은 무엇일까? 춥고 배고픔?… 외로움과 두려움?… 충만한 기쁨?… 지치고 병든 몸?… 구원에 대한 확신일까?… 편집증적 망상일까?…

영원한 생명을 얻기 위해 무슨 선한 일을 해야 할까를 물어 온 부자 청년에게 예수님은 영생, 구원, 믿음 같은 말 대신에 '완전한 사람'이 되는 것을 먼저 말씀하신다. 그 해답으로는 '모든 것을 버릴 것'과 '나를 따를 것'을 요구 하신다.

여기서 "예수님을 따른다."는 것은 오늘의 교회가 가르치는 것처럼 "예수님이… 하나님 아들임을… 십자가 보혈로 구원을… 믿습니다." 라는 교리공부나 신앙고백을 훨씬 넘어서는 것이다. 그것은 예수님과 함께 먹고 마시고, 살아가는 가운데 예수님으로부터 그의 '모든 것'을 받는 삶인 것이다.

'모든 것' 안에는 예수님 몸을 통해 나오는 빛과 말씀이 있었다. 예수님은 제자들과 함께 생활하시며 당신의 빛과 말씀을 몸소 전해 주시며 받으라 하셨고, 죽음을 앞두고는 당신의 살과 피를 나누어 주셨고 제자들은 그것을 받아 먹고, 받아 마셨다.

자기의 모든 것을 버리고 비운 제자들에게 당신의 모든 것을 받게 하시고 채워 주셨다.

예수님은 가장 큰 계명을 가르치시며 "너의 마음과 목숨과 정신을 다하여 하나님을 사랑하라." 하셨다. 목숨이란 몸에서 나오는 모든 생명력, 힘(force)을 뜻한다.

몸이 병들면 하나님을 사랑할 기력조차 잃게 된다. 따라서 올바른 은총을 받아서 우리의 영혼 뿐만 아니라 육신도 강건해지고 병고에서 자유로워야 한다. 그리고 영, 혼, 육의 온 생명으로 하나님을 사랑하고 천국의 문을 두드려야 한다.

따라서 '버림과 비움' 그와 동시에 '받음과 채움'의 수행을 함께 하는 것이다. 이러한 수행의 길, 천국에의 길은 결코 춥고 배고프지 않다. 외롭고 두렵지도 않다. 또한 그의 영혼은 지칠 줄 모르기에 믿음과 망상의 경계가 확실해진다. 마귀의 유혹을 물리칠 수 있도록 영혼과 육신이 온전해진다.

버림과 받음의 수행으로 심신이 병마에서 해방되고 영혼 뿐 아니라 육신도 건강해지고 새로워진다.

영혼 뿐 아니라 육신 안에도 하나님 나라가 열린다. 지금 여기서, 하나님의 지배(통치)를 받는 몸과 마음으로 '완전한 사람' 이 되는 것이다.

어떻게 하면 하나님의 통치를 받는 완전한 사람으로 변화 될 것인가?!

2. 엑카르트의 영성관으로 본 채움의 길

중세 독일의 수도승이자 탁월한 신학자인 '마이스터 엑카르트(Eckart Meister / 1260~1327 / 독일의 신비사상가로서 1302년에 수사(修士)가 되었으며 종교개혁의 선구자로 일컬어짐. 그의 주요 설교 주제는 창조계의 선함, 만물의 거룩함, 사랑안에 흐르는 신적 혈통, 버림과 그대로 둠 등이다)' 는 인간의 인식 작용을 영혼의 기능으로 보았다.

그는 영혼의 기능을 높고 낮은 두 종류로 구별한다. 그에게 영혼이란 두 얼굴을 가진 존재이다.

하나는 세상을 향하고 '세상과 관여하는 영혼' 이다, 다른 하나는 '하나님과 영원한 세계를 향하는 영혼' 이다.

엑카르트는 전자를 감각기관(5감 신경)을 통해 사물들에 관여하는 '육체적 영혼' 이라고 했다.

한편 신과 영원의 세계를 향하는 영혼이란 기억과 의지, 종교적 사유를 하는 고급 이성으로서 엑카르트는 이를 내적 인간을 구성하는 '정신적 영혼' 이라고 불렀다.

더 나아가서 엑카르트는 그의 탁월한 직관과 통찰력을 통해 영혼의 뿌리랄까? 그 밑바닥을 파헤치고 영혼의 실체를 다음과 같이 밝혔다.

"영혼의 근저에는 '불꽃(빛)' 이 있어서 세상의 모든 이치를 깨달을 수 있는 '지성' 이 거기에 있다. 이 '불꽃(빛)' 이나 '지성' 은 '창조되지 않았고, 창조될 수도 없는 영혼 안에 있는 어떤 힘' 으로써 인간이 신(God)의 근저에까지 파고들어 신을 인식하는(만나게 되는) 힘이다…"

지성(Intelligence)이란 본래 라틴어로 "사이(inter)를 읽다(legir)"라는 뜻이다. "행간을 읽는다."라는 말처럼 사물과 사물 사이의 관계와 의미를 이해하는 정신 작용을 뜻한다.

정신이란 무엇인가? 영혼과는 다른 것일까?

동양에서는 인간 생명을 정(精), 기(氣), 신(神)의 3요소가 작용한다고 보는 반면 기독교에서는 육(肉), 혼(魂), 영(靈)의 3요소가 하나된 것으로 본다. 하나님은 하나이며 동시에 3위의 삼위일체 하나님인 것과 같이 생명도 삼위일체인 것이다.

정(精)이란 쌀을 먹고 힘을 내는 육(肉)에 해당하고, 기(氣)란 몸의 생명전기같은 생명력으로 혼(魂)에 해당된다. 사고나 충격을 받아 잠시 정신을 잃은 상태를 기절, 또는 혼절이라고 하는 데서 기와 혼의 상관성을 알 수 있다. 끝으로 신(神)이라 함은 고급의 정신 작용을 행하는 생명의 한 요소를 뜻하며 이는 엑카르트가 말하는 고급지성, 신적지성, 직관지의 영(spirit)에 해당된다.

한편 사도 요한은 "신(God)은 영이며 빛이다."라고 말했다. 인간의 정신 작용 가운데 신(神) 작용이란 영적 인식을 뜻하며 신(神) 작용이 잘되는 상태를 빛이 난다고 해서 신명이 밝다고 하는 것이다.

결국, 신의 근저와 인간 영혼의 근저에는 영적 앎(지성)과 빛(불꽃)이 있어 인간과 신은 서로 하나로 통할 수 있다는 것이 엑카르트의 영성 사상이다.

이러한 지성(영적인 앎)과 불꽃(신적인 빛)이란 '창조되지도 않았고 창조될 수도 없는', '영혼 안에 있는 어떤 힘' 으로써 신이 자신의 형상을 닮은 인간에게 주신 은총이라는 것이다.

우리는 어떻게 하면 이 은총의 '지성과 빛(불꽃)' 을 통해서 고달픔과 지침이 없이 하나님 나라에 들것인가?

3. 신(神) 작용 '지성'을 통해 받은 '말씀'으로 '나 자신'을 채운다.

내 영혼의 근저에서 신(God)의 근저로 통하는 이 '지성' 의 인식 방법은 작은 분별을 넘어서는 큰 통찰이다. 나와 너, 나와 세상을 분리해서 서로 다르게 보지 않는다. 그 모두를 큰 하나 속에 하나로 본다. 아버지 안에 내가 있고 내 안에 아버지가 계심을 본다. 상대적 분리를 초월한 인식이다.

따라서 하나님을 더이상 내 밖에 있는 하나의 대상으로 인식하지 않는다. 달리 말하면 하나님을 인식함이 곧 나 자신을 인식함이 된다. 이런 의미에서 '자기 자신을 아는 것' 이야말로 '하나님을 알 수 있는 지름길' 이라고 엑카르트는 말한다.

결국 하나님의 근저에 들어가려는 자는 먼저 자기 자신의 근저, 자기 정신의 밑바닥까지 들어가야만 한다. 먼저 자기 자신을 인식하지 않으면 하나님을 인식하지 못하기 때문이다. 참된 종교의 길과 예수님이 말씀하신 '완전한 사람' 의 길은 하나이다.

그런 즉 진리와 빛을 보고자 하는 사람은 '예수님 빛과 말씀' 을 묵상하며 자기 안에, 정신의 근저에서 일어나는 모든 변화를 주시하고 느끼고 깨달아야 한다.

흩어진 마음을 다잡아 우리 정신의 신(神) 작용을 진리의 보화가 숨겨진 '말씀' 안에 집중시켜야만 한다.

'말씀(로고스)' 이란 하나님이 스스로를 인식하는 생각이며 하나님 안에 있는 마음으로써의 말씀이다.

하나님의 말씀은 창조의 힘이며 동시에 인간 영혼에게 들리는 말씀이다. 인간 정신의 신(神) 작용이 그것을 듣는다. 하나님은 영원 속에서 말씀하시고 동시에 우리 영혼 속에서도 말씀하신다.

'말씀' 을 깨닫기 위해 그대의 모든 감각, 모든 힘, 모든 이성과 정성을 다 모아서 진리가 숨어 있는 영혼의 근저로 향하게 하라. 이것이 가능하려면, 그대는 다른 모든 관념들을 떨쳐 버리고 일종의 무지, 무아의 경지에서 신(神) 작용만이 불 켜지도록 해야 한다.

일체의 관념을 떠나 순수한 무지의 상태에 들어간 영혼은 "신령과 진정으로 기도하라."는 말씀이 무엇인가를 알게 된다. 그리고 기도 가운데 또 다른 하나의 고양된 앎, 신적인 앎으로 승화되어 '말씀에 비추어진 나 자신'에 대한 '깨달음'을 얻게 된다. 이것이 영혼의 근저로부터 '지성'을 통해 '말씀 안에서' 거듭나는 하나님 아들이 누리는 삶이다.

4. 창조되지 않은 하나님의 빛을 받아 "영혼 안의 빛(불꽃)"을 채운다.

바울은 디모테오에게 보낸 편지에서 하나님과 빛에 대해서 말했다.

"그 분(하나님)은 홀로 불멸하시고 사람이 가까이 갈 수 없는 빛 가운데 계시며 사람이 일찍이 본 일이 없고 가 볼 수도 없는 분입니다. (디모데오 6:16)"

한편 바울은 히브리인들에게 보낸 글에서 예수 그리스도와 빛에 대하여 말했다.

"하나님의 아들은 하나님의 영광을 드러내는 찬란한 빛이시다. (히 1:30)"

또한, 그는 로마인들에게 보낸 글에서,

"하나님께서 세상을 창조하신 때부터 피조물을 통하여 당신의 영원한 능력과 신성같은 보이지 않는 특성을 나타내 보이셔서 인간이 보고 깨달을 수 있게 하셨습니다. (로마 1:20)"

이러한 말씀을 통해 보면 하나님의 빛 그 자체는 접근 불가능하고 인식 불가능하나, 하나님 아들과 하나님의 능력(신성)을 통해서 나타나는 하나님의 빛은 외부로 나아가며, 스스로를 드러내며, 스스로를 내어 주신다.

바울이 말한 하나님을 알 수 있게 하는 보이지 않는 '하나님의 능력과 신성'을 초기교회에서는 '창조되지 않은 에너지'라고 불러 왔다.

동방교회의 디오니시오스와 많은 교부들은 하나님 본질에서 나오는 이와 같은 '창조되지 않은 에너지'를 이 세상을 관통하는 '신성의 광선'이라 불렀고, 혹은 '창조되지 않은 빛' 더 줄여서 '은총'이라 불렀다.

서방 교회의 엑카르트는 우리 영혼에는 '창조되지도 않고 창 될 수도 없는 어떤 빛(불꽃)'이 있다고 했다.

사도 요한은 그의 복음서(1:3)에서 "그 분(말씀) 안에 생명이 있었으니, 그 생명은 사람들의 빛이었다."라고 '생명의 빛' 을 증언했다.

이 빛은 하나님이 인간의 영혼에 준 '신성의 빛' 으로서, 인간에게 최고의 복을 가져다준다. 최고의 복이란 영혼을 하나님께로 고양시키고 하나님과 하나가 되게 하는 은총인 것이다.

이 빛(에너지들)은 만물 안에서 하나님의 위대함이 빛나도록 해주며 만물 바깥에서도 인간이 감당할 수도 없는 하나님의 빛으로 나타난다. 변화의 산에서 빛으로 변하신 예수님의 신성을 제자들이 볼 수 있었던 것도 바로 이 영원한 빛을 통한 것이었다. 하나님과의 연합 속에 거하며 살아 왔던 수많은 성인, 의인들이 공유했던 것도 바로 이 '창조되지 않은 빛' 에 의한 은총이다.

예수께서 의인과 악인을 알곡과 가라지에 비유하시며 심판의 날이 오면 "의인들이 아버지 나라(천국)에서 태양과 같이 빛을 발하리라. (마 13:43)"하였다. 의인들이라 함은 예수님처럼 빛을 발하는 빛의 자녀가 된 사람임을 알 수 있다.

토리노 성의 예수님 형상에는 바로 그 빛이 서려있다. 그 빛을 받아 우리 영혼의 빛(불꽃)을 채운다.

5
빛의 자녀, 하나님 아들로 거듭난 삶이란…

그는 자기 자신의 존재로 충만한 삶을 산다. 몸은 바쁠지라도 모든 일에 얽매이지 않고 유유자적, 그냥 살아간다. 일상적 행위 가운데서 오직 자기 자신과 동시에 자기 안의 하나님에 충실하며 산다.

충실과 성실함으로서 자신이 뜻하는 일이 세상에서 잘 이루어 진다.

- 그에게는 아무리 경건한 행위라도 마음이 탐욕으로 차 있으면 아무 소용없고, 아무리 하찮은 일이라 해도 마음이 깨끗하고 순수하면 성스러운 일이 되는 것이다.

- 그에게는 신성한 생명의 에너지가 충만하여 병고침의 은사를 받으며, 더 나아가서는 치유, 말씀, 예지 그리고 기도의 능력이 생겨나며 사랑과 믿음이 더 깊어진다.

- 그는 자신의 존재와 생명의 뿌리에서 신성의 빛과 무한한 에너지를 공급 받으며 살기에 생(生), 노(老), 병(病), 사(死)의 고통으로부터 자유로워진다. 고생을 해도 고생인 줄 모르고 고통을 겪어도 고통스럽게 느

끼지 않는다.

- 그는 자신이 축복 받은 사람임을 알고 늘 감사하며 기쁜 마음으로 행복하게 살아간다. 그는 유한한 시간 속에도 영원한 삶을 살게 된다.

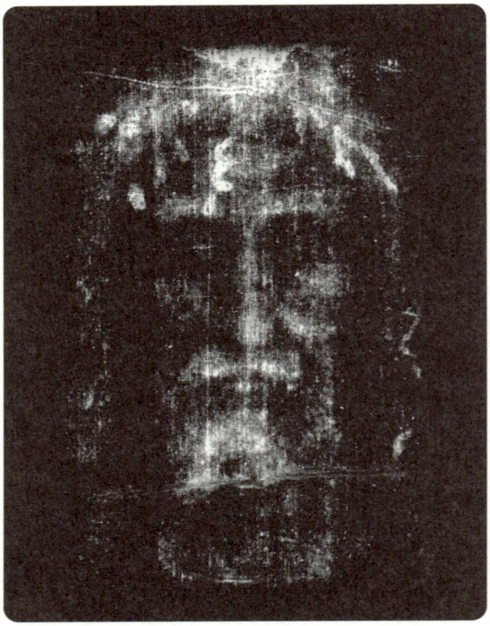

토리노 성의에 나타난 예수님 얼굴
토리노 성의에 나타난 예수님 얼굴 형상을 흑백사진으로 확대한 것이다. 신성한 빛(파장)이 희미하게 남아있다. 오-링 테스트로 보통 힘을 느낄 뿐이다.

앞 페이지 그림
토리노 성의 예수님 형상에서는 미약한 빛 파장이 감지된다. 오-링 테스트로 평소 자신의 힘을 느끼는 정도이다.

예수님 형상의 빛(기운)은 특별히 강하다

책을 바로 세우고 3m 정도 멀리 서서 한 손을 예수님 형상을 향해 뻗은 후 오-링 테스트를 해도 힘이 크게 강해진다. 또한 평소 몸이 아픈 부위에 한손을 대고서 오-링 테스트를 해서 힘이 얼마나 강해지는가를 느껴보시라. 우리가 2000년 전 살아 생전의 예수님을 직접 뵈었다면 얼마나 큰 힘을 느꼈을 것인가!…. 그러나 너무 오랫동안 예수님 형상을 바라보면 생명전기의 과부하가 생겨서 몸이 나른해지고 뒤로 넘어지는 현상이 올 수도 있다. 한번에 1분 이상을 보지 않도록 주의한다.

다음 페이지 그림
물고기 형상을 그리고 기도를 드린 후 예수님 형상의 미약한 빛 파장이 강하게 되살아났다. 오-링 테스트를 해보면 힘이 엄청나게 강해지는 변화를 느낄 수 있다.

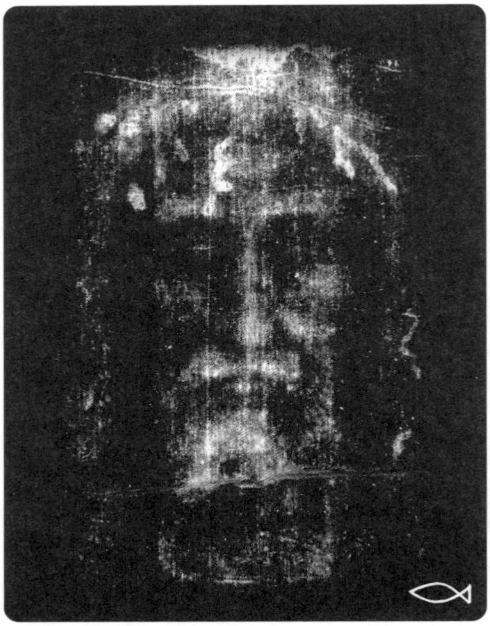

토리노 성의에 나타난 예수님 얼굴

토리노 성의 예수님 사진에 물고기를 그려 넣었다. 오-링 테스트로 앞 사진과는 비교할 수 없을 정도의 엄청난 힘을 느낄 수 있다. 예수님 빛(파장)이 되살아난 것일까?… 빛이 내려온 것일까?…

부록

主 기도문 풀어서 말씀을 새겨본다

앞서 우리는 토리노 성의 속의 예수님 빛을 통해 생명의 빛이 무엇인가를 살펴보며 몸으로 느껴 보았다.

한편 예수님은 생명의 빛이자 동시에 생명의 말씀이시다. 우리의 생명을 하늘 아버지께로, 영원한 생명으로 인도하시는 진리의 말씀이시다.

여러 말씀 가운데 가장 핵심은 주 기도문이라고 필자는 본다. 따라서 주 기도문을 음미하는 가운데 예수님의 뜻과 마음을 헤아려 보는 것도 의미있는 일이라 생각되어 여기에 정리해 보았다.

이 글은 주 기도문에 대한 필자 나름의 소견일 뿐이다.

독자들께서는 옳고 그름을 떠나서 있는 그대로 보아 주시면 좋겠다.

예수님의 빛과 말씀으로 모든 독자분들이 보다 행복해지시기를 기원한다.

1 하늘에 계신 우리 아버지!

"하늘에 계신 우리 아버지!"를 생각해 본다.

'모세'는 창세기에서 하나님의 형상과 모습을 닮게 인간이 창조되었다고 전한다. 그렇다면 예수님이 부르는 '아버지'가 우리와 비슷한 형상과 모습을 가진 존재라고 생각할 수 있을까?!…

그것은 마치 미켈란 젤로가 로마의 씨쓰티나 성당 천정 벽에 그린 하나님 같을 수도 있겠다. 구름 위에 비스듬히 벌거벗고 누운 아담을 향해 손끝으로 생명을 불어넣는 하얀 수염 달린 할아버지 모습을 한 하나님을 연상케 될 것이다.

그러나 말씀에 담긴 깊은 의미를 더듬어 보면 좀 다르다.

먼저 하늘을 정확히 원문대로 번역하면 '하늘들'로서 복수의 하늘이다. 예수님 당시 하늘이 세 층으로 이루어졌다고 보아서 복수로 쓰였다고도 하나 '하늘들'이란 땅의 상대적 표현으로서 하늘 공간을 뜻하는 것만이 아니다.

예수님이 말씀하신 '하늘들'이라는 표현은 저 푸른 하늘의 무변광대함, 무한함 즉 '허(虛)와 공(空)' 그 자체로서 '절대적인 전체'를 뜻한다.

예수님이 부르는 아버지란 모세가 창세기에서 부르던 하나님

보다는 한층 더 깊은 의미를 갖는다. 늘상 예수님이 즐겨 쓰시던 말씀에서 그것을 알 수 있다.

"내가 행하는 일은 내가 함이 아니오, 내 안에 계신 아버지가 하심이다."

예수님 말씀의 아버지란 결국 형태를 갖는 '양적인 존재' 가 아니고 순수한 무형의 '질적 존재' 이다.

그것은 '성스러움(Divinity)' 이라는 순수한 질로서 어느 곳에서나 항시 완전하게 존재하시는 것이다.

왜 '우리' 아버지인가?

예수님 기도문 가운데 가장 감격스러운 구절 중 하나가 바로 '우리 아버지' 이다. 예수님은 왜 '나의' 아버지라 하지 않고 '우리' 아버지라고 하셨을까?…

서양에서 관습화된 표현은 개인중심으로 '나의' 아버지, '나의' 하나님 이지 결코 '우리' 아버지, '우리' 하나님이라 하지 않는다.

예수님이 제자들에게 기도하는 법을 가르치실 때 군중집회를 염두에 두시고 군중을 향해 복수인칭으로 '우리' 라는 말을 쓰신 걸까?…

어쩌면 혼자 기도하든 여럿이 함께 하든, 기도란 본래 하나님과 나, 그리고 내 이웃이 함께 어우러지는 공생 차원의 영적 교감이 되어야 한다고 보시고 '우리' 라는 말을 쓰신 것은 아닐까?…

세월을 두고 예수님 가르치신 기도문을 암송할 때면 '내 아버지'가 아닌 '우리 아버지'의 '우리'가 점점 더 마음 깊숙이 메아리치며 여운이 남는 것을 느끼게 된다.

'기도(祈禱)'란 것을 한문으로 풀어 보면 도끼날 옆에 목숨을 내건 채 결사적으로 바라보며 소망하는 것이라고 말한다.

서양의 기도라는 말은 라틴어로 'orare'이고 어원이 '입(oris)'이라는 말에서 파생된 것으로 원래 뜻이 '입을 열다'는 말이다.

동양적으로 본다면 기도를 한다는 것은 죽기살기로 하나님께 매달리고 빈다는 뜻이 될 것이며, 서양적으로 본다면 기도란 하나님을 향해서 입을 벌리고 성스러운 기운이 내 안으로 들어오실 입구를 열어 놓는다는 뜻이다.

따라서 우리가 기도할 때 '하늘에 계신 우리 아버지'를 먼저 부르는 것은 '무한함' 가운데 계신 '성스러움' 그 자체이신 아버지가 내 안으로 들어오시도록 내 마음의 문을 연다는, 하늘에 계신 아버지를 향한 신고의 '입벌림'인 것이다.

2 당신의 이름이 거룩히 여김을 받으시오며 (이름을 거룩히 하옵시고)

1. '당신의 이름'이란 무엇인가?

라틴어 원문은 다음과 같다.

"Sanctificetur nomen tuum!"

이를 직역하면 다음과 같다.

"당신의 이름을 거룩하게 하소서!"

초기의 한글 성경 번역을 보면 "아버지 이름을 거룩하게 하옵시고…"였다. 그러나 그 후에 나온 번역은 "이름이 거룩히 여김을 받으시오며…"라고 바뀌었다.

이 기도문은 '당신의 이름'을 어떻게 이해하느냐에 따라서 그 뜻이 달라진다. 당신(아버지 하나님)의 '이름' 하면 먼저 떠오르는 것이 성경에 나오는 하나님의 호칭일 수 있다. '야훼'로 시작해서 '여호와', '엘로힘' 등으로 나오는 하나님의 이름이 바로 그것이다.

따라서 "아버지 이름(여호와, 엘로힘)을 거룩하게 하옵시고!…" 하는 기도가 되고 만다. 하나님께 하나님 자신의 이름을 더욱 거룩하게 해달라고 비는 꼴이다. 무언가 어색하고 느낌이 오지 않는다.

이런 맥락에서 무언가 이상했던지 새로 나온 번역에서는 '아버지 이름이 거룩히 여김을 받으시오며…' 라고 되었다.

과연, 하나님 이름(여호와, 엘로힘)이 세상에서 사람들로부터 거룩히 여김을 받도록 하나님께서 도와주소서!… 라는 의미로 풀어보는 것이 옳은 것일까?!…

이렇게 풀어 놓고 본 기도문이란 본래 예수님이 뜻하신 기도와는 그 의미가 크게 달라진 것은 아닐까?!…

'당신(아버지)의 이름을 거룩하게 하옵시고' 란 무슨 뜻일까?

아버지 하나님의 '이름' 을 야훼, 여호와 등의 명칭으로 본다면 하나님 이름이 욕되는 일이 없도록 그 누구도 하나님 이름을 들먹이며 불경스러운 말이나 행동을 하지 않도록 해 달라는 뜻으로 이해될 수 있겠다.

한 예로 동양학을 하시는 어떤 교수님의 책에는 여호와는 인간들이 자기 말을 듣지 않는다고 물로 벌주고 불로 때리는 중동 사막의 깡패 하나님이라는 구절이 있다.

이런 표현을 볼 때 하나님의 이름을 더럽히는 언행이라고 흥분하는 사람들도 있음직하다.

그러나 성서를 깊이 이해하는 이들은 달리 생각한다.

창세기에서 아포칼립스에 이르기까지 성경 속에 나오는 '이름(nomen)' 이라는 어휘가 뜻하는 바는 어떤 존재의 '내적 본질이 밖으로 드러난 모습'을 말한다고 이해한다.

'이름'이라는 것은 결코 누가 멋대로 지어서 부르는 명칭이 아니고 내적인 콘텐츠가 외적으로 드러난 모습을 이른 것이다.

하는 짓과 생김새가 예쁘니까 예쁜이이고, 늘 잘 우니까 울보라 부르며, 항시 먹을 것만 찾으니 먹보라고 이르는(이름하는) 것이다.

우리가 부르는 나사렛 예수(Jesus)는 헤브르어로 'Jeshuah'라고 하며 그 이름이 뜻하는 바는 '신의 구원' 또는 '신성한 구원자'라고 한다.

동정녀 마리아의 아들이 예수라는 이름을 갖게 된 것은 바로 그가 이러한 특별한 의미를 갖고 세상에 왔기 때문이다.

이와 같이 본다면 '하나님의 이름'이란 성경속의 하나님 명칭이 아니고 하나님의 본질인 전지 전능함, 선함, 아름다움, 평화로움과 창조성이 바깥세상으로 드러난(창조된) 모든 모습들을 이르는(이름하는) 말이다.

아침에 떠오르는 붉은 태양…
곱게 물든 저녁 노을…
천둥 번개와 비온 뒤의 오색 무지개…
들판에 핀 이름 모를 꽃들…

하늘을 나는 철새들…

밤 하늘 수놓은 수많은 별들…

희로애락에 울고 웃는 인간들…

인간의 지혜로 이룬 과학문명…

인간의 영혼이 이루어 놓은 수많은 예술품과 시와 노래들…

이처럼 이 세상의 모든 창조된 것들이란 하나님의 본질을 드러내는 '하나님의 이름'인 것이다. 다시 말해서 '하나님의 이름'이란 하나님의 신비스런 본질을 드러내도록 창조된 '세상의 모든 것'을 뜻한다.

따라서 이 우주는 하나님의 '성스러움(성스러운 기운이라 해도 좋겠다)'이 밖으로 드러난 것으로서 이를 가리켜 '주현(主顯), Epiphania'이라고도 하는 것이다.

2. 거룩히 여김을 받는 것(거룩하게 하심)?… 거룩한 이란?…

"아버지 이름을 거룩하게 하시고"의 '거룩하게 하다'란 무슨 뜻일까?

문자적 이해가 앞서는 사람들에게는 '거룩하다'란 '세속적이다. 욕되다'의 반대말 정도로 생각하기 쉽다. 이 말뜻을 분명히 하려고 사전을 찾아봄직도 하다.

그러나 성경에서 쓰이는 '거룩한'이라는 말뜻은 본래 '온전한,

전체의'이라는 말과 동의어로 쓰였던 것이다. 영어에서도 '거룩한(holy)'이란 어휘가 전체를 뜻하는 'whole'이라는 어원에서 나왔다.

다시 말해서 '성(聖)스럽고 거룩함'이란 다름 아닌 '전체로서 온전한 상태'를 뜻하는 것이다.

'전체로서 온전한 상태'란, 건강하고 건전하며 더 나아가서는 거룩하다는 뜻이 된다. 따라서 '거룩하게 하다(Sanctificare)'라는 말은 욕되게 하다의 반대가 아니고 불완전함이 없이 "전체로서 온전하게 하다."라는 뜻이 되는 것이다.

"아버지의 이름을 거룩하게 하시옵고"란 "하나님이라는 성스러움이 밖으로 드러나 세상을 이룸에 있어서 불완전함이 없이 전체로서 온전하게 이루어지게 하소서." 하는 뜻이다. 하나님의 무한한 창조의 역사가 온전히 이루어지심을 간절히 기구하는 기도가 되는 셈이다.

3 당신의 나라가 임하옵시고…

1. 하나님 나라, 천국이란?

예수님이 이 땅에서 하신 모든 노력 중 가장 중요한 일이 무엇일까?

치유?… 설교?… 죽음?… 부활?…

예수님은 무엇보다도 하나님 나라의 출현과 그 영광을 인간 세상에 알리고자 하셨다. 그것이 이 한 말씀 기도 안에 가장 잘 나타나 있다.

하나님 나라, 즉 하나님의 뜻대로 통치되어지는 천국이란 무엇인가?

하나님 나라는 어디에 있으며, 언제 어떻게 이 땅에 오는 것일까?…

과연 하나님 나라(천국) 안으로 들어가기 위해서는 어떻게 해야 하는 것일까?

한번은 바리새인이 예수님께 물었다. "천국이 언제 오느냐고?…"

이 바리새인의 질문하는 천국은 지구상이나, 우주 공간 어딘가 자리잡고 있어서 앞으로 다가올 사실로 가정하고 있는 듯하다. 마치 천국이 어떠한 교회 의식이나 교리에 의해서 우리 눈에 보여질 수 있는 것처럼…

그러나 예수님의 대답은 간단했다.

"천국이 눈에 보이듯 오는 것도 아니요, 천국이 여기 있다 저기 있다고 말할 수 있는 것도 아니요, 천국이란 바로 너희들 안에 있는 것이다…"

예수님 말씀대로라면 천국이란 그 위치를 그려낼 수도 없고 또 어떤 경로를 통해야 가는지를 밝힐 수 없는 것이다. 또 하나님 나라(천국)이란 앞으로 실현된 미래의 꿈이거나 이상향도 아니다. 그것은 바로 지금 현재 우리들 안에 있는 현실인 것이다. 이렇게 천국이 '너희들 안에' 있다고 하는 말씀은 "천국이란 각 개인의 마음 속에 있다."라고 풀이하고 싶다.

성경 말씀에 따르면 인간의 영혼 속에 천국이 숨겨진 보물처럼 있다고 한다. 역시 말씀에 의하면 인간의 영혼은 하나님의 형상을 닮았으며 하나님의 숨결로써 생명을 받은 피조물 이라고 한다. 따라서 인간의 영혼에는 하나님의 숨결(pneuma)이 마치 숨겨진 보물같이 하나의 씨앗으로 남아 있다고 보는 것이다.

이와 같이 하나님을 닮은 인간의 영혼에 불어 넣은 하나님의 숨결이 바로 '신성의 씨앗'이며 이를 두고서 베드로는 우리는 '신(神)의 성품'에 참여한 자라고 했으며 바울은 '하나님의 신성(神性)'이 우리 안에 거한다고 했다. 사도 요한은 우리는 '하나님의 자녀들' 이라고 했다.

하나님의 숨결같은 '신성의 씨앗' 이 내 안에 자라나서 열매를 맺는 나무가 되었을 때가 바로 하나님의 통치, 즉 하나님 나라(천국)이 내게 임한 것이다. 이처럼 하나님 나라가 나의 영혼 안에 임하여 하나님 통치를 받게 되는 것을 사도 바울은 '성령안에 정의, 평화의 기쁨' 이라 말했다. 우리 영혼에 내재된 하나님 나라가 씨앗 상태에서 온전히 자라난 나무의 모습이 되어 정의, 평화, 기쁨이 우리 마음 안에 자리잡게 되는 변화를 두고서 예수님께서는 다음과 같이 이르셨다.

"성령으로 거듭 태어난다."

"거듭나지 않고서는 천국을 볼 수 없다."

우리 안에서 신성의 씨앗이 올바로 싹트고 뿌리내리도록 우리의 영적 토양을 잘 가꾸려는 간절한 소망이 "하나님 나라가 임하오시고…" 라는 기도를 낳게 한 것이다.

2. 어떻게 하나님 나라에 드는가?

우리 가운데 누가 천국에 들어갈 수 있느냐는 물음에 예수님은 답한다.

"어린 아이와 같지 않고서는 천국에 들지 못한다."

"부자가 천국에 들기란 낙타(예수님 시절에 쓰던 낙타 털로 만든 굵은 밧줄을 뜻함)가 바늘 구멍으로 들어가기보다 어려우니라…"

하나님 나라에 들려면 즉 천국이 내게 임하려면 부자처럼 탐욕과 이기심이 많아서는 안되고 어린 아이처럼 욕심 없고 깨끗한 영혼을 가져야 한다. 그래야만이 신성의 씨앗이 우리 안에서 자랄 수 있는 것이다.

어느 날 한 사마리아의 여인이 야곱의 우물 곁에서 예수께 묻는다.

"하나님을 경배하려면 사마리아의 가리짐산에서 예배를 드릴까요, 아니면 이스라엘의 예루살렘에서 하나님께 예배를 드리는 게 더 좋을까요?"

이 여인은 하나님 나라의 중심이 어디인가를 묻고 있는 것이었다.

예수님은 예루살렘의 아들로서 당연히 예루살렘을 지적해 주어야 할 것이었다. 그러나 그는 사마리아 여인에게 가리짐산도 예루살렘도 지적해 주지 않는다.

예수님은 무엇보다도 먼저 그 여인이 자신 가운데 천국을 발견했는지 궁금해한다. 따라서 그는 '어디서' 하나님께 예배를 드릴까를 묻는 이에게 '어디서' 보다는 먼저 '어떻게' 예배를 드려야 하는가를 답해 준다.

"너의 신령과 진정으로 예배하라…"

누군가 온 영혼과 진심으로 예배드린다면 장소가 어디인가 또 어떤 형식을 갖추고 예배 절차가 어떠한가는 전혀 중요한 것이 아닌 것이다.

자신의 영혼과 진심으로 하나님을 찾을 때만이 하나님 나라를 만나게 된다.

십자가를 지고서 죽어야 할 고통을 눈 앞에 둔 예수님은 말한다.

"너희에게 평화를 주노라 나의 평화가 너희와 함께 하리라…"

죽음을 눈앞에 두고서도 평화를 남에게 기도해 준다면 그는 영원하고 무한한 평화의 원천을 이미 그 안에 소유한 사람이리라.

한번 그 영혼 안에 천국이 임한 사람은 언제 어디서라도 하나님의 평화와 함께 하는 것이다.

자신의 영혼 안에 하나님 나라를 한 번이라도 체험한 사람은 이 세상의 모든 곳에서 하나님 나라를 보게 된다.

그곳이 성당이든, 교회든, 또는 들꽃이 한가로운 시골 길이든, 소음이 가득한 대도시의 한복판이든, 아니면 고통으로 신음하는 환자들의 병상이든, 심지어는 전쟁과 기근으로 죽어 가는 난민

촌 가운데 있어도 천국이 그 안에 임한 사람은 언제 어디서라도 하나님 나라를 볼 수 있는 것이다.

한 번 그 영혼 안에 하나님 나라가 임한 사람은 설령 그가 선호하는 교회나 기도원을 갖고 있다 하더라도 그는 다른 형제들이 택하는 곳을 부정하지 않는다. 더 나아가서는 다른 형제들이 하나님과 만나는 그들 나름의 여러 가지 길을 택할 수 있는 권리를 부인하려 들지 않는다.

교황 요한 바오로 2세는 말했다. "성당에 다니지 않아도, 심지어 다른 종교를 믿고 있더라도, 그리스도 정신을 구현하는 삶을 살고 있다면 천국의 문이 열릴 것이다…"

3. 하나님 나라가 임한 사람

어느 날 예수님께서 가버나움 지방으로 들어가시는데 로마군 백부장 집의 종이 아프다고 고쳐줄 것을 청한다. 부탁 받은 유대교 장로들이 전하는 바로는 그 백부장이 착한 사람이라 하므로 예수님께서 친히 그 백부장의 집으로 가려 하셨다. 이를 알고서 백부장이 유대인 예수님을 이방인인 자신의 집으로 모시기도 죄송스럽고 해서 다시 사람을 보내어 다음과 같이 전하라고 한다.

"말씀으로만 하소서! 그러면 저의 종이 나을 것입니다… (마태

8:8)"

"그저 한 말씀만 하소서! 그러면 저의 종이 나을 것입니다… (누가 7:8)"

"…나 자신이 남의 수하에 있는 사람이요, 내 수하에 군사가 있으니, 그들에게 가라하면 가고 오라하면 오고 이것을 하라하면 하나이다. (마태 8:9)"

예수님께서 이 말을 들으시고 크게 감격하시어 칭찬하셨다.

"정말 어떤 이스라엘 사람에게서도 이만한 믿음을 보지 못했더니라. (마태 8:9)"

그들이 집으로 돌아가 본 즉 백부장 하인의 병이 나아있더라고 전한다.

예수님은 무슨 말씀을 어떻게 해서 하인의 병을 낫게 하셨을까?!…

한번 상상을 해본다.

"…백부장 하인 ○○에게 말하노니, 네 병이 나았느니라!"

아니면 달리 말씀하셨을까?…

"…아버지(하나님)께 말씀드리오니 백부장 하인의 병이 낫게 하소서!…"

한편, "…말씀으로만 하소서." "한 말씀만 말하소서, Say the Word."라는 현대판 성경 번역에 문제가 있다고 지적하는 학자들이 있다.

희랍어 성경 원전에 의하면 말씀(로고스 / Logos)을 목적격인 '말씀을(Logon)' 으로 쓴 것이 아니고 '~에게' 라는 여격인 '말씀에게(Logo)' 라고 원전에 기록되어 있다고 한다. 다시 말해서 '말씀을(Logon) 말하소서' 가 아니고 '말씀께(Logo) 말하소서' 라는 것이다.

라틴어 성경에 '말씀, Verbo' 이라고 번역되는 희랍어 '로고스(Logos)' 란 본래 무슨 뜻일까?!…

고대 희랍어의 '로고스(Logos)' 란 에베소 지방의 철학자 '헤라클레이토스' 가 사도 요한보다 500년 전에 이미 사용했던 말이다. '로고스' 란 온 세상을 지배하는 법칙이나 이치를 관통하는 '우주적 이성' 이나 '영원한 영혼' 을 뜻한다. 우주 생성의 섭리가 곧 '로고스' 였다.

훗날 사도 요한은 에베소에서 그의 요한복음을 저술할 때 헤라클레이토스가 말한 '로고스' 를 '하나님의 섭리나 영혼' 으로 동일시하는 행복한 생각을 갖게 되었던 것이다. 더 나아가서 그는 '로고스' 가 육신으로 변화해서 우리 가운데 거하시게 된 것이 예수 그리스도라 전한 것이다.

훗날 사도 요한의 로고스가 라틴어로 번역될 때에 '이성' 이나 '영혼' 이라는 뜻보다도 '말씀(Verbo)' 으로 번역됨에 따라서 '말씀이 곧 하나님' 이라는 표현이 나온 것이다.

"태초에 말씀이(Logos)이 계시니라. 이 말씀이 하나님과 함께 하셨으니 이 말씀은 곧 하나님이라… 말씀(Logos)이 육신이 되어 우리 가운데 거하시매 이는 아버지 독생자의 영광이요 (요한 1:1)"

로마인 백부장은 예수의 치유능력은 나사렛 청년 예수의 몸에서 나오는 것이 아니고 예수의 몸에 성육(聖育)된 신성한 '말씀(Logos)' 곧 '하나님' 에게서 나옴을 알았던 것이다. 이러한 '말씀' 곧 '하나님' 은 모든 곳에 계시므로 예수님이 직접 오실 필요가 없다고 보았다.

단지 예수님이 '말씀께(Logo)' 즉 '하나님께' 그 병든 자가 낫게 될 것을 청원하는 말씀만 해주시는 것으로 충분하다고 믿었던 것이다.

그는 그것을 군대 안에서 명령만 내리면 모든 것이 움직여지듯이 예수님이 '말씀께(Logo)' 청원하는 말씀 한마디면 자기 종의 병이 나으리라는 확신을 설명했던 것이다.

이를 보신 예수님은 하나님 나라, 즉 하나님의 통치가 어떻게 움직이는가를 너무도 잘 아는 한 로마 군인을 통해 하나님 나라가 임한 영혼들 사이에서만이 가능한 따뜻한 영적인 교감과 믿음의 확인을 여러 유태인 앞에서 직접 말씀으로 남기셨던 것이다.

"내가 진실로 이르나니, 이스라엘에서 조차도 이와 같은 (큰) 믿음을 만난 적이 없었더니라! (누가 7:9)"

4. 큰 믿음이란 무엇인가?

예수님께서 이스라엘에서 조차도 만나보지 못했다고 말씀하신 '큰 믿음'이란 과연 무엇일까?

예수님께서 말씀하신 '큰 믿음'이란 단지 신성한 존재를 그저 믿는 것이 아니다. '큰 믿음'이란 신성한 존재를 명료하게 '아는 것'이며, 분명하게 '보는 것'이요, 그 안에 깊숙이 '살아 보는 것'이다.

예수님께서는 로마 백부장이 너무도 하늘나라를 잘 알고, 잘 보고, 이미 그 안에서 살고 있는 사람이라고 생각했던 까닭에 유대교 장로들과 바리새인들 앞에서 서슴없이 이방인 로마 백부장을 이스라엘의 모든 종교가 보다 더 높이 평가했던 것이리라.

예수님의 이와 같은 로마 백부장에 대한 평가를 다른 관점에서 본다면 예수께서는 결코 종교적인 편견이나 교파주의자가 아니라는 사실이다.

로마 백부장은 이방인이고 유대교인은 더욱 아니었다. 그럼에도 예수님은 인종이나 종파를 떠나서 하나님의 나라에 대한 백부장의 이해가 올바르다는 사실 하나만으로도 그의 믿음을 대중 앞에서 인정해 주셨던 것이다.

다시 말해서 예수님은 하나님과 하나님 나라에 대한 이해와 믿음을 인종이나 종파와 상관없이 '보편적인 진리'로써 대중들 앞에서 가르치셨다는 점이다.

이런 예수님을 섬긴다는 후세 교회가 종교가 다르다거나 교회의 교리를 받아들이지 않는다는 이유로 수 많은 이들을 죽였다. 예수님께서 초종파적으로 하나님과 하나님 나라에 대한 믿음이 어떤 것인가를 가르치셨던 위와 같은 사실과는 크게 대조된다.

예수님께서는 계속해서 이르셨다.

"동방과 서방, 세상 모든 곳으로부터 많은 이들이 와서 아브라함, 이삭, 야곱과 함께 하나님 나라의 잔치에 참석케 되리라. 반면에 이스라엘의 자손들은 그 교회의 일원임에도 불구하고 내적인 영성을 갖지 못한다면 하나님 나라에서 쫓겨나 바깥 어두운 데서 울며 이를 갈게 되리라! (마태 8:11.12)"

아마도 이 말씀보다 하나님 나라가 무엇인가를 잘 설명하기는 어려울 것이다.

5. 하나님 나라, 천국은 어디에 있는가? 우리안에? 교회안에?

앞서 본대로 하나님 나라는 본질적으로 하나님에 대한 개인적인 영적체험 위에 기초한다고 하겠다. 그렇다면 그 하나님 나라가 임하는 곳은 과연 어디일까? 천국은 어디에 있는 것일까?… 예수님이 말씀하셨다.

“천국은 너희들 안에 있다…”

천국은 우리들 마음 안에 있다는 말씀이다. 내 마음 안의 천국을 만나는 것은 나 자신의 개인적인 체험이다. 그러나 그 체험이 정말로 좋은 것이라면 그것을 이웃과도 함께 나누고 싶어진다.

자기 안에 천국을 가진 사람은 영혼을 하나님과 하나로 잇는 사랑이 자라난다. 그 사랑이 점점 커짐에 따라 하나님을 사랑하는 다른 이들과도 영적으로 이어지려는 애정 어린 노력을 하게 마련이다. 이른바 신앙공동체로서 초기 교회가 바로 그것이다.

따라서 하나님 나라는 각자의 마음 안에 있으며, 동시에 그런 이들이 만나서 이루어지는 영적인 인간관계(공동체) 가운데 천국이 현실에서 드러나게 마련이다.

사도행전에서 보듯이 예수님의 초기 제자들은 오로지 한 마음이었고 하나의 영혼이었다. 그들 가운데는 궁핍한 자가 없었다.

왜냐하면 그들 개개인이 가졌던 하나님에 대한 깊은 체험은 너무도 행복한 것이어서 그들로 하여금 크나큰 은총을 서로에게 고백하지 않을 수 없도록 했던 것이다. 이들 신비 체험가들은 하나님에 대한 체험과 깨달음을 통해 되찾은(또는 거듭난) 자신들의 영혼을 함께 녹여내어 하나로 통하려 했던 것이다.

예수님 이후 초기 교회란, 하나님의 어버이 사랑을 체험한 모든 이들의 그 사랑이 넘쳐나서 형제애라는 윤리적 삶을 공유하는데서 자생적으로 태어났던 것이다. 따라서 사자밥이 되는 위험 속에 로마군을 피하여 지하 묘지에서 숨어살던 초기 200년 동안 불같은 영적 공동생활의 초기 교회가 가능했던 것이며, 하나님 나라가 그 가운데 있었다.

모름지기 교회의 신성함이란 그곳에 모인 이들이 신비체험을 통하여 하나님을 직접 만나는 데서 비로소 이루어진다. 하나님을 체험하는 것이 교회의 첫째이자 마지막 생명력의 원천이다.

이런 생명력이 충만한 교회는 살아있는 전능한 존재이다. 그러나 하나님을 체험할 수 없는 교회, 생명력이 죽은 교회는 무능한 존재이다.

역사적으로 기독교를 공인했다는 콘스탄티노스 황제가 실제로는 정치적, 재정적, 군사적 특권을 베푸는 달콤한 마약을 통해 그리스도 교회를 계급 조직으로 멍들게 했다.

막강한 권력과 재산을 소유하게 된 교회와 구성원들에게는 "네가 가진 모든 것을 버리지 않고서는 나의 제자가 될 수 없다."는 예수님의 말씀을 따른다는 것이 어찌보면 이율배반의 길이 되어버린 것이다. 이때부터 교회의 문제점이 노출되었고 내 몫, 내 것의 권리를 주장하는 교회는 대립, 분열, 개혁의 역사를 오늘날까지 계속해 온 것이다.

하나님은 우리에게 모든 것을 주시고 아무것도 받으려 하지 않으신다.

이와 마찬가지로 "더 많이 주려하고 더 적게 받으려 하는 자만이 하나님 나라에 더 가까이 다가선다…" 우리가 소유와 몸과 마음을 하나님과 이웃을 위하여 바칠 뿐, 아무것도 바라지 않을 때만이 비로소 하나님 나라가 임한다.

그것이 결코 쉬운 일이 아니기에 우리는 기도한다.

"아버지 나라가 우리에게 임하소서!… 아멘."

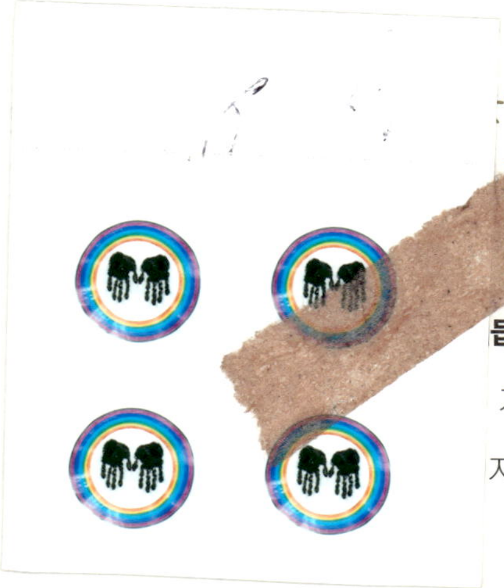

이 하늘에서와 같이 이루어지듯 또 이루어지나이다

듭 하는가?…

기도 구절은 하나님의 뜻이 이 땅의 인간세 지지 않을 가능성이 있다는 듯한 느낌을 받

또한 하나님 나라를 꿈꾸는 많은 이들 가운데는 실제로 이런 생각이 보통일 수 있다. 주일학교 수준에서 전해지는 하나님의 이야기 가운데는 하나님의 뜻이 끊임없이 인간이나 천사에 의해서 좌절되고 마는 것으로 되어있다.

나 자신이 어려서 주일학교에 나가서 듣고 배운 바에 의하면 하나님께서는 순결한 영혼의 천사들을 창조했었다고 한다. 그러나 그들 중 적지 않은 수가 하나님에게 반기를 들고 하나님의 뜻하시는 일을 방해하고 다시는 하나님께 복종하지 않는 사탄의 무리가 되었다고 한다.

다시 한번 하나님은 하늘 천사들의 경험을 거울삼아 이번에는 땅에서 인간을 통해서 뜻을 펴 보시려고 했다는 것이다. 그러나 이번에도 하나님의 뜻은 이루어지지 않았다. 어찌보면 땅의 인간은 하늘의 천사들보다 더 못되게 하나님의 뜻을 저버렸다. 인간은 선악과를 먹고는 사탄을 더 잘 따르는 무리가 되었고 사탄이 지배하는 인간 세상이 되버렸다는 것이다.

이 두번째 실패작 뒤에도 하나님은 뜻을 버리지 않으셨다고 한다. 하나님은 말 안듣는 인간들을 구원하시기로 뜻을 다시 한번 세우셨다고 한다. 그리고는 예수님을 이땅에 보내셨다는 것이다.

그러나 이번에도 역시 하나님의 뜻하신 바와는 달리 구세주 예수를 보낸지 2000년이 지난 지금에도 지구상의 3분의 2가 넘는 사람들은 기독교인이 아니다. 또 기독교인이라는 사람들 가운데도 상당수가 단지 이름만 교회에 걸고 있을 뿐 실제 하나님의 뜻에 따라 사는 이들이 얼마나 될 것인가?!…

간단히 요약하면, 주일학교 하나님은 늘상 실패만 하시는 꼴이다. 하나님이 천사나 인간을 창조 하실 때 부여하신 이른바 '자유 의지' 덕분에 그들은 하나님을 배신할 수 있었다는 것이다.

이처럼 하나님의 뜻에 따르지 않고, 거스르는 사탄적인 행위는 일시적인 것만이 아니고 영원토록 그럴 수 있으며 사탄의 힘이 강해질수록 인간들은 하나님보다 사탄의 지배를 더 받게 된다는 것이다.

2. '하늘에 계신 우리 아버지'의 뜻은 늘 온전히 이루어진다

참 빛의 하나님!, 예수께서 찾던 '하늘에 계신 우리 아버지(하나님)'은 중세 교회가 가르쳐온 슬프고도 우스꽝스런 존재의 하나님이 아니다. 16세기 종교개혁 이후에도 변치 않고 내려온 이처럼 터무니없는 실패의 하나님이라는 우상을 21세기의 그리스도교인들은 철저하게 깨닫고, 근본적인 개혁을 시도해야 한다.

실제에 있어서, 하나님은 천사나 인간을 창조하시고 다스림에 있어서 한번도 실패한 적이 없다. 만일 단 한번이라도 실패한 적이 있었다면 그 존재는 이미 하나님이라 할 수 없을 것이다.

진정한 하나님이란 뜻하고 행하심에 있어 실패란 없는 존재이다. 이 세상에서 하나님만이 절대로 패배할 수 없는 유일한 존재이다.

과연 인간은 하나님의 뜻하시는 바를 '자유 의지'로서 저버린 것일까?

그동안 중세 교회가 잘못한 일이란 하나님의 뜻에 따르느냐, 따르지 않느냐를 선택하는 것이 '자유 의지'라고 가르친 것이다. 분명한 것은 하나님의 뜻대로 이루어져 가는 거대한 흐름을 인간의 자유 의지로 따르거나 거스르는 식으로 선택할 여지가 없다는 사실이다.

앞서 나온 늘 실패만 거듭하는 하나님 이야기로 돌아가 보자.

하나님이 인간을 만드신 후 에덴 동산 가운데 있던 좋고 나쁜 것을 인지하는 나무의 열매(선악과)를 따먹지 말라 말씀 하셨다. 그러나 아담과 이브는 하나님의 뜻을 어기고 결국은 뱀의 속삭임에 넘어가 선악과를 따먹고 말았다고 한다. 그로 인해 에덴동산에서 쫓겨나고 스스로 일해야만 먹고 살게 되는 형벌을 인간은 받은 것으로 '모세'는 전한다.

하나님이 마치 에덴 보육원 원장처럼 자기가 키우는 아이들이 몇 가지 생활규칙(하나님의 뜻)을 정해준 것을 지키지 않았다고 애들을 보육원에서 내쫓아 살벌한 세상에서 힘들게 밥 빌어먹고 살게 저주한 꼴 밖에 안된다는 이야기로 이해하는 것이 옳을까?…

아니다! 하나님이 하시는 일이 그런게 아니다. 그 모든 과정이 하나님 뜻 안에 애초부터 계획되어 있었던 것이다.

사람이 태어나서 부모의 품 안(에덴동산)에서 부족함이 없이 잘 자란다.

그러나 성숙해 가면서 자연히 자기 스스로 좋고 나쁨(옳고 그름)을 판단하는 시기가 오게 마련이다. 이른바 아이들이 머리(생각이)가 커져서 더 이상 부모 말씀을 들으려 하지 않고 '뱀'의 속삭임을 듣게 되는 때가 오게 된다는 것이다. (성경에 나오는 '뱀'이란 그 당시 서구문화에서는 '지성'의 상징으로 통용되었다. 예수님도 말씀하셨다. “너희는 비둘기처럼 온유하되, 뱀처럼 지혜로워라.” 문제는 지성이 이기적으로 쓰여질 때 남들을 해치는 악을 행하게 되므로 적그리스도(사탄) 편에 서게 됨이다.)

이렇게 되면 부모가 할 일이란 자식들을 품 밖으로 내쫓는 것뿐이다. 이제는 너희가 커서 (선악과를 먹고) 지성이 발달하고, 제 멋대로 (자유의지로서) 판단하는 능력을 갖게 되었으니 세상 나가서 너희들 좋을 대로 어디 한번 살아 보아라! 그 대신 더 이상 부모에게 기댈 생각 말고 네 스스로 벌어먹고 살아라!…

이렇게 해서 어른처럼 된 아이들이 저마다 좋고 싫은 상대를 분별하여 짝짓기를 하고 그 결과 여자는 출산의 고통과 남자는 식구를 먹여 살리는 노동을 감내하고 살아가는 이른바 죄 많은 세상살이가 시작되는 것이 아니겠는가?

이것이 사람 사는 길이며, 이 길이 바로 하나님의 큰 뜻이다.

3. 인간이 ‘자유 의지’로 선택할 수 있는 것은 무엇인가?…

땅의 인간이 하나님 뜻을 따르느냐 마느냐 하는 것은 자유의지에 의한 선택의 문제가 아니다. 더욱 분명한 점은 인간을 포함한 모든 피조물은 하나님의 뜻을 원하든 원하지 않든 따를 수밖에 없다는 사실이다. 그럼 인간은 자유 의지로 무엇을 선택할 수 있을까?…

인간이 할 수 있는 일이란 하나님 뜻을 ‘기쁨 가운데’ 따르느냐, 아니면 마지못해 '고통 속에서' 따르느냐 하는 선택의 여지 밖에는 없다는 사실이다.

즉, 인간의 자유의지가 할 수 있는 일은 어차피 따를 수 밖에 없는 하나님의 뜻을 어떤 마음으로 따를 것인가를 선택하는 것 뿐이다.

만일 나의 의지가 하나님의 뜻에 반대되는 것이라면 오직 고통 속에서 하나님의 뜻을 따르게 될 것이고, 나의 의지가 하나님의 뜻과 일치 한다면 행복과 기쁨 가운데 하나님의 뜻을 따르게 된다는 것이다.

이는 자연의 법칙에 거스르는 모든 인간의 노력에는 반드시 고통이 따른다는 이치를 알면 너무도 자명한 진리이다. 그중 가장 분명한 사실이 자연의 법칙에 어긋나게 살면 병들고 고통을 받게 되고 결국 죽는다는 것이다. 그것도 하나님께로 오르는 것이 아니고 흙에서 왔으니 흙으로 돌아가는 죽음 뿐이다.

인간보다 열등한 자연세계의 동식물을 보라! 그들에게는 인간들처럼 자유의지에 의한 선택의 여지가 없이 하나님의 뜻(법)대로 살아간다.

계절이 바뀌며 아름다운 꽃을 피우고 벌, 나비가 찾아들고, 단꿀을 빠는 가운데 꽃은 교배가 이루어진다. 짐승들은 암수가 어우러져 짝짓기에 열심이다. 그 모두가 즐겁고 아름답게 느껴진다. 생명의 환희 그 자체가 하나님의 뜻이라고 보여지는 자연의 향연이다.

한편 하나님의 형상을 닮았다는 인간들은 어떠한가?!…

이 땅에서 하나님의 뜻을 몹시 고통스러워하는 가운데 따르며 살아가는 존재는 인간들 밖에 없다. 왜냐하면 자신의 의식이 발달했기 때문에 하나님의 뜻과는 아랑곳없이 자신의 의지로서 스스로 행복해지는 길을 찾을 수 있다고 생각하기 때문이다. 특히 머리 좋고, 자기 중심적이고, 이기적인 사람들일수록 더 그렇게 살게 되며 결국은 더 고통스럽고 불행한 삶을 맛보게 마련이다.

한편 영적인 구도의 신비가들이나 그리스도를 가까이 하려는 신앙인들에게서도 하나님의 뜻에 자기 의지를 맞추어 산다는 일이 결코 쉽지 않음을 알 수 있다. 따라서 하나님 뜻에 따르려는 구도의 삶이 주는 행복감도 오래 지속되기란 쉽지가 않다.

이렇게 하나님의 뜻에 우리가 자유 의지로 잘 맞추어 산다는 것이 너무나도 쉽지 않기에 "…아버지 뜻대로 이루어지소서!" 라는 예수님의 기도가 더욱 절실한 것이다.

4. 아버지(하나님)의 뜻이란?

인간 세상에서 쓰이는 말 중에 가장 터무니 없는 것 중 하나가 바로 '하나님의 뜻' 이라 일컬어지는 말이다.

인류가 범한 모든 죄악이나 범죄행위는 물론, 때로는 도덕적, 정신적 혼란에서 비롯된 모든 잘못들 까지도 '하나님의 뜻' 이라는 말로서 적당히 미화되거나 면죄부를 주려한다. 정말로 이런 모든 불합리가 하나님의 뜻이라면 하나님은 자기의 피조물이 고생하는 것을 보고 즐기는, 참으로 괴상망측한 존재일 것이다.

신앙심이 좋다는 사람일수록 병이 들면 하는 노래가 있다.

"참는 거야! 이것도 하나님의 뜻이니까!…"

그에게는 병이 든 것도 하나님이 (이해하기 어려운) 어떤 이유에서 그에게 보내주기로 한 축복의 한 종류쯤으로 받아들이는 셈이다. 어떤 사고나 예기치 않은 질병으로 급작한 죽음을 당했을 경우 믿음이 좋다는 사람들은 그 가족을 찾아가 다음과 같이 위로한다.

"하나님께서 원해서 데려가신거야!"

하나님의 뜻이 고작 멀쩡한 사람 급살을 맞게 해서 데려가신다는 걸까?

전염병이나 전쟁 또는 이기적인 기업들의 환경공해로 수많은 무고한 사람들이 죽어가는 모습을 보면서 사람들은 하나님의 권능이나 사랑이라는 것이 정말로 존재하는가에 대하여 깊은 회의에 빠지곤 한다.

과연 이 모든 현상이 하나님의 뜻에 의한 것일까?…

한편 예수님의 죽음을 두고서 당시 유태인의 뜻보다는 하나님의 뜻이라고 보려는 사람들도 많다. 게다가 어떤 신학자들은 예수님의 기도까지 인용해서 하나님 뜻이 예수님을 죽게 한 것으로 풀어내려 한다.

"나의 아버지여, 가능하다면 이 (고통의) 잔을 내게서 지나가게 하소서. 그러나 나의 뜻 보다는 아버지 뜻대로 하소서! (마태 26:32)"

과연 하나님은 싫다는 예수님에게 특명을 내려서 십자가에서 자신의 뜻대로 죽게 했다는 말인가?…

인간의 몸을 쓴 예수는 고통 없이 잘 살기를 원한다. 그러나 '그리스도' 예수는 세상 사람들을 '진화(구원)시키려는 하나님의 뜻'을 이루기 위해서는 자기 목숨까지도 내어 주어야 한다는 사실을 잘 알고 있었기에 나타난 자기 갈등의 기도이리라!

하나님의 뜻이라는 이름 아래 세상의 못되고 나쁜 일을 모두 합리화하고 적당히 넘기려는 잘못된 생각은 너무도 뿌리가 깊이 내려져 있다.

아예 이제는 세상살이 중 잘못되고 가슴 아픈 일은 모두 하나님 뜻이라는 공식이 되어버린 듯하다. 그러다보니 기분 좋은 일, 신나는 일은 오히려 하나님 뜻이 아닌 것처럼 보여지기도 할 정도이다.

십자가에 못 박힘, 대속의 피, 희생양, 죄 사함 그리고 구원으로 이어지는 중세 교리에서 느껴지는 하나님의 뜻이란 우울하고도 무거운 분위기는 어쩔 수 없다. 자칫하면 하나님의 뜻을 따르며 재미있고 신명나는 신앙생활을 해보려는 사람들을 기죽게 한다.

죽음 뒤에 따르는 부활, 빛나는 영적 육신으로 거듭남은 믿음의 대상일 뿐, 십자가의 죽음만큼 실감이 나지 않는다. 왜냐하면 우리도 언젠가는 고통스런 죽음을 맞이한다는 사실은 알지만 예수님처럼 부활한다는 것은 신비의 영역일 뿐 우리의 체험이 될 수 있다고 쉽게 이성적으로 와 닿지 않기 때문이다.

흔히 하나님에 대한 이해가 미흡할수록 신비적인 것과 이성적인 것이란 양립할 수 없는 서로 다른 차원의 무엇이라고 생각하기 쉽다. 그러나 실제로는 진정한 '이성주의자'라면 결국 참된 '신비주의자'가 되게 마련이다. 예수 그리스도의 삶이 바로 가장 신비적이고 또한 그 어느 선지자보다 이성적이지 아니했던가? 토리노 성의 속의 예수님은 지금도 그런 모습을 보여주신다.

하나님의 뜻을 올바로 이해하려면 '영적 신비주의'와 동시에 '현실적인 이성주의'의 양면성을 갖추는 것이 바람직하다. 왜냐하면 하나님이야말로 무한한 신비의 '영적 존재'이며 동시에 무궁한 진리의 '이성적 실재'이기 때문이다. 따라서 "하나님이 뜻하시는 일이란 신비한 가운데도 이성적인 이치가 함께 하는 것이다."

하나님이 뜻하시는 일이 하늘에서 같이 땅에서도 이루어지기 위해서는 그 일 자체가 쉽고, 행함에 스스로 즐거워야만 한다. 만일 우리가 먹고 마시고 잠자고 아이를 낳는 일이 고된 노역이나 고통스런 것이라면 아마도 이 땅위에 살아남는 사람이 몇 안 될 것이다.

하나님의 뜻에 따른 자연의 섭리를 보면 생존에 필요한 일차적인 모든 행위에 즐거움이 따르도록 되어있다. 억지로 마지못해서가 아니고, 스스로 원해서 맛있게 먹고, 시원하게 마시고, 달게 잠자고, 기쁘게 사랑을 나누도록 되어있는 것이다.

문제는 하나님의 뜻대로 자연스럽게 살지 않기 때문에 먹고 마셔도 맛을 모르고 속이 불편하고, 잠을 못 이루어 고통 받고, 사랑을 나누는 것도 고역스러워지는 것이다.

이와 마찬가지로 일차적인 삶뿐 아니라 영적인 삶에서도 그것이 매일같이 희생과 고통이 따르는 생활이라면 아마도 우리는 머지않아서 그런 영적인 삶을 포기하게 될 것이다.

만일 "원수를 사랑하라…!"는 말씀이 터무니없는 소리로 생각되거나, 산상수훈의 여덟 가지 복이 먼 나라의 꿈같다고만 여겨지는 한 나는 영적으로 행복한 상태라고 할 수 없겠다. 그런 상태로는 하나님의 뜻이 하늘에서 이루어진 것 같이 이 땅에서도 이루어지도록 진정으로 기도할 수도 없을 것이다.

그럼에도 애써서 하나님 말씀을 지키려는 삶을 살다보면 언젠가는 하나님의 뜻을 기꺼이 따르기로 선택하는 날이 온다. 강제의무처럼 느껴지던 쓴 맛의 윤리적 종교생활이 달콤한 권리처럼 느껴지는 영적 삶으로 변화되는 날이 온다.

시편을 읽으며 "…하나님 나는 당신의 법을 사랑합니다… 당신의 가르침은 나의 기쁨입니다…"라고 고백하게 되며 나의 영적 생활이 온전히 계속되리라는 확신을 갖게 되는 날이 오게 마련이다.

왜냐하면 그것이 바로 세상과 사람을 잘되게 하려는 하나님의 뜻에서 오기 때문이다.

5. 하나님 뜻대로 산 예수님의 삶은 고통인가?… 기쁨인가?…

흔히 주일학교에서는 예수님의 인생이 슬프고, 고통스러운 삶이었다고 강조하며 진정한 그리스도교인 이라면 슬픔, 연민, 고통의 삶에 동참해야 되는 것처럼 끌고가는 경향이 있다.

흔히 '고통의 왕'이라 불리는 예수님의 고난이란 빌라도에게서 매 맞고 못 박히는 순간까지의 육체적 고통으로 전 생애 33

년 가운데 일순간에 불과하다. 정확히 따지면 목요일 밤부터 금요일 오후 3시까지 15시간 남짓 예수님은 매 맞고 못 박히는 아픔을 겪었던 것이다.

한편 육체적 고통 외에 정신적인 고통이 따랐을 것이다. 백성들이 자신을 이해하지 못하고 비웃던 일들, 게다가 아끼던 제자들마저 다 도망쳐 버리고 어머니를 어린 요한에게 부탁하고 눈을 감아야만 했던 예수님…!

그러나 예수님은 그렇게 될 것을 미리 아셨고 또 그것을 자연스럽게 받아들이셨던 것이다. 따라서 정신적인 고통이란 없었다. 오히려 자신을 비웃는 자들을 위하여 기도하지 않았던가!…

실제로 예수님의 삶이란 이 지구상에서 그 누구도 살아 맛보지 못한 아름다움과 기쁨 그 자체였다. 오죽하면 그는 하늘에 계신 아버지의 뜻을 이루는 것을 잔칫상이나 맛가로운 음식에 비유하였겠는가?

영적인 구도자 또는 그리스도적인 내적 변화를 찾는 이들이란 결코 고통스런 고행의 삶을 사는 것이 아니다. 그들이야 말로 하나님의 세상 가운데 참으로 아름다운 것들을 진정으로 맛보고 음미할 줄 아는 사람들이다. 왜냐하면 그들은 세상속의 하나님과 늘상 완전한 조화와 일체감 속에 살아가기 때문이다.

따라서 예수님의 생애를 두고서 대속의 희생양으로서의 고통과 슬픔의 희생적 삶만을 강조할 것이 아니다. 빛의 아들이 되라고 말씀하신 예수님을 기억해야 한다.

"변화의 산에서 빛으로 변하신 예수님!…, 부활하신 후 제자들을 향해 숨결을 내 뿜으시며 "성령을 받으라. (요한 20:22)" 하신 예수님!…, 길을 가던 사울(바울) 앞에 빛으로 나타나셔 그의 눈을 잠시 멀게 하고 감화시킨 예수님!…"

이런 예수님의 모습이야 말로 진정 예수님다운 참 모습이라 할 것이다.

그의 영혼은 33년의 생애와 세상을 떠난 뒤에도 영원한 생명 빛으로 계속되고 있다. 지금도 토리노 성의를 통해 다시 그 빛을 보여주신다. 예수의 생애는 결코 슬프고 고통스러운 것이 아니다. 그의 생애는 빛에 대하여 증거하고 모든 사람으로 하여금 참빛을 믿게 하는 영광과 기쁨의 삶이었다.

그리스도교란 '십자가의 종교' 일 뿐 아니라 동시에 '빛의 종교' 이다!

하나님의 뜻을 보다 큰 기쁨과 영광된 마음으로 실천하는 자에게 보다 순수한 '그리스도화' 가 뒤따르게 마련이다. 가장 온전한 '그리스도화' 란 '빛으로 나타나는 그리스도화' 이다. '그리스도' 란 기름부음을 받은 자를 뜻하며 기름처럼 제 몸을 태워 세상을 밝히는 빛을 내는 존재임을 상징한다. 따라서 하나님 뜻에 따라 사는 가운데 빛으로 되어지는 인간의 변화가 온전한 '그리스도화' 이며 토리노 성의가 그것을 증거한다.

"너희에게 아직 빛이 있을 동안 빛을 믿으라. 그리하면 빛의 아들이 되리라!… (요한 12:36)"

6. 어떻게 하나님 뜻이 땅에서도 이루어질까?

험난한 세상살이에서 인간은 살아남기 위해서 삶은 곧 자기중심적일 수밖에 없다.

자기중심적인 잣대로 세상을 보고 선, 악을 분별하는 이분법적이고 타산적인(선악과적) 생각 뿐이다. 그런 삶에는 남들에 대한 배려가 있을 수 없다. 그것을 세상에서는 똑똑하고 잘났다고 하지만 하나님 보시기에 죄 많은 인생이 되는 것이다. 그런 가운데도 사는 길이 크게 두 갈래로 나뉜다.

첫째는 자기중심적으로 살면 살수록 남는 장사다 싶어서 더욱 더 이기적인 삶에 매달리는 사람들이다.

둘째는 자기 생각만 하고 살다보니 언제부터인가 남들도 눈에 들어오고 기왕이면 남도 잘되고 나도 잘사는 길이 없을까 하는 생각이 드는 사람들이다.

남 생각은 전혀 없고 극도의 이기주의와 자기 욕심 뿐인 첫째 그룹은 그리스도 정신에 반하므로 '적-그리스도' 또는 '사탄' 의 우리에 가까워진다. 또한 입으로는 예수님을 찾는 이도 영적으로 이기적이고 배타적이면 이에 속한다.

한편 남 생각도 하면서 자기 생각을 하는 둘째 그룹은 나(Ego)라는 생각이 확대되어 남들도 나와 같은 이웃으로 느껴지게 된다. 모두가 한 형제 자매로서 남이 아닌 '우리'라는 생각을 갖게 된다.

따라서 그들 모두의 근본이 되시는 '우리 아버지(하늘에 계시는)'를 함께 찾게 된다. 이들이 그리스도의 빛을 따르는 이들이 된다.

진정한 하나님의 뜻은 인간을 비롯한 모든 생명을 잘 되게 하는 것이다. 자신의 생명이 잘 되기 위해 인간이 이기적이고 자기중심적인 의식단계를 지나가도록 한 것도 하나님의 뜻이다. 그러나 인간이 거기에서 멈추거나, 집착하지 않고 더욱 성숙하여 스스로 다른 생명들과 함께 잘 되고자 하려 함이 하나님의 큰 뜻이다. 따라서 나(Ego)가 확대된 것이 나의 이웃임을 깨닫고 이웃을 나처럼 사랑하는 삶의 단계로 올라서는 것! 궁극에는 모든 생명을 사랑하시는 창조주 하나님의 마음을 깨닫고 그 마음과 하나 되는 것이다.

이것이 하나님 뜻이 땅에서도 이루어지는 길이다.

"아버지 뜻이 하늘에서 같이 땅에서도 이루어지나이다!"

이 기도는 우리가 뜻하는 바가 하나님의 뜻과 하나로 일치되어 완전한 조화 속에 "신과 인간이 동시에 하나로 나아가는 세상이 되게 하소서." 라는 기구이다. 이와 같은 상태를 이룬 이상적인 삶을 동양에서는 '천인합일(天人合一)', '신인합발(神人合發)' 이라 표현되어 왔다.

하나님의 원대한 프로그램에 따라서 어차피 인간은 하나님의 뜻과 하나 되는 거듭남의 길, 깨달음의 길을 찾아 가게끔 되어 있는 바, 그 길을 보다 적은 고통과 방황 가운데 찾아내고 좀 더 쉽고 빠르게 '합일(合一)' 의 길로 올라서기를 간절히 비는 기도이다.

달리 본다면 그 어떤 존재(마귀, 사탄, 악인, 이기심 등)도 하나님의 뜻하시는 바를 결코 파괴할 수 없음을 믿어 의심치 않는다는 '확신의 기도' 이기도 하다.

5 오늘날 우리가 일용할 양식을 주시고…

앞서 본 '우리 아버지'께 비는 3가지의 기원은 매우 형이상학적이고 신비한 뜻을 내포한 것이다. 그러나 남은 4가지 기원을 보라. 실생활에서의 윤리적인 측면을 나타낸다.

그 첫째가 "오늘날 우리가 일용할 양식(빵)을 주시오."이다.

'일용할 양식'은 영어표현은 'daily bread, 매일 먹을 빵'이다. 하나님과 하늘나라에 대한 추상적인 기도가 별안간 '빵'타령으로 바뀌는데 대하여 성경원전을 라틴어로 번역했던 '성 제로니모'조차도 의아하게 생각했던 모양이었다. 성 제로니모는 '매일(먹을) 빵'이라는 밥 대신에 '초자연적인 빵'이라고 번역했다고 전한다.

아랍어, 희랍어에 능통했으며, 물질적인 세상을 극히 혐오했던 성 제로니모조차도 나사렛 예수가 사용했던 아랍어 기도문의 '매일 먹을 빵' 의미를 온전히 꿰뚫어보지 못했다는 이론이 있기에 필자 또한 공감하는 바를 옮겨보자.

1. '일용할 양식, (매일 먹을 빵)'이란 무엇을 뜻하나?

'빵'을 달라는 기도는 그런대로 이해가 간다. 그러나 '빵'이란 꼭 밀가루로 만든 빵 보다는 전체적인 먹거리, 양식으로 확대해석하는 것도 어렵지 않겠다. 그러나 하필이면 왜 '매일 먹을 빵'

이라고 했을까? 밥 먹는 것을 매일 같이, 날마다 먹는다는 사실을 강조하고 하루라도 굶지 않도록 해달라는 절실한 마음으로 빌기 위함일까?

희랍 성경에 나오는 일용할, 매일 매일의(daily) 뜻으로 'epiousios' 라는 희랍어가 쓰였다고 한다. 그런데 'epiousios' 라는 어휘는 현대판 희랍어나 헬라어(고대희랍어)의 어느 곳에서도 찾아볼 수 없는 말이라는데 문제가 있다.

알려진 바대로 예수님은 당시에 아람어를 쓰셨다. 아람어란 기원전 6세기경 바빌로에서 추방되어 돌아온 유대인들이 쓰던 가장 대표적인 언어였다. 유대민족의 언어와 바빌론과 기타 동방민족들의 언어가 혼합된 상태였다.

나사렛 예수가 가르친 기도는 아람어로 이루어졌고, '일용할 양식(매일 매일의 빵, daily bread)' 이란 기도말씀이 아람어로 정확히 기록되어 전해지지 않는데 문제가 있다. 왜냐하면 1세기 중반에 신약성서들이 희랍어로 나왔기 때문이다.

물론 희랍인 의사였던 누가를 제외한 마태, 마가, 요한들은 유대인이었고, 그들이 예수님의 아람어 말씀을 기록 하는 데는 아마도 아람어를 더 잘 썼을 것이다. 아마도 아람어 원본이 희랍어로 번역되는 경우에도 아람어 원본의 저자들이 두 눈으로 확인하는 가운데 정교하게 희랍어로 번역되었을 것으로 추정된다.

이와 같이 볼때, 고대 희랍어 사전에도 없던 'epiousios' 라는 말은 순전히 그당시 성서 번역가에 의해서 예수님의 아람어 기도의 뜻을 보다 온전하게 살려내기 위해서 새로이 만들어진 '신조어' 라고 보는 것이 공부 깊은 학자들의 견해이다.

'epiousios' 라는 새롭게 만들어진 희랍어가 뜻하는 바는 무엇일까?

희랍어는 뜻글자이므로 이를 분석해 보면 대강의 뜻을 알 수 있다. 'epi' 는 접두어로 '~에 따라서, ~에 적합한' 이란 뜻이다. 'ousios' 는 'ousia' 의 파생어로서 '자연스런 본성, nature' 을 뜻한다. 이를 합해보면 'epiousios' 란 '자연스런 본성에 적합한' 이란 뜻이다.

따라서 예수님이 아랍어로 하나님께 빌었던 것은 '일용할 양식, 매일 먹을 빵' 이라기보다 '인간의 자연스런 본성에 적합한 먹거리' 또는 더 나아가서 '인간이 사람답게 사는데 따르는 필요한 모든 것(의, 식, 주)' 을 주실 것을 간구했던 것이리라.

그러면 '매일 매일의, 일용할 daily, 라틴어로 quotidianus' 이란 번역은 어떻게 된 것일까? 공부가 깊은 학자들에 의하면 그것은 단지 희랍어를 라틴어로 번역하는 과정에서 발생한 착오였다고 한다. 신조어 'epiousios' 를 희랍어 사전에서도 찾을 수 없었던 라틴어 번역자가 고심 끝에 'epion'이라는 단어의 파생어 정도로 생각했다는 설명이다. 'epion'이란 '오늘의, 또는 내일'을 뜻하는 말로서 오늘, 내일 먹을 빵 정도로 적당히 번역되었다고 주장한다. 대표적으로 5세기경 은둔 성자로 알려진 '성 제로니모'도 이를 밝힌 바 있다.

2. 빵(떡)으로 사는가?… 말씀으로 사는가?…

한편 예수께서 인간의 자연 본성에 따라서 인간답게 사는데 필요한 물질적인 모든 것을 빵이라는 말을 빌어서 간절히 기도하는 사실이 뜻하는 바가 너무도 크다. 마귀의 시험 앞에서 "사람이 빵으로만 살 것이 아니요. 하나님의 말씀으로 살 것이라." 하신 것과도 잘 대조된다.

중세 교회의 교리에 따르면 예수님은 우리의 영혼을 구하러 오신 것으로 말한다. 필요하다면 육신을 희생하더라도 영혼 위주의 삶을 살 것을 가르치고 있다. 육신이란 인간의 영혼을 가두어 놓는 일시적인 감옥정도로 비하되고 죄 많은 육신으로부터 영혼이 자유로워지기 위하여 육신을 애써 돌보지 않아도 되는 것처럼 가르쳐왔다. 육신을 위한 빵보다는 영혼을 위한 교리공부나 금식기도를 우선시했다.

그러나 예수님은 인간의 육신적 삶에 필요한 빵을 비롯한 모든 것을 애써 하나님께 빌 것을 가르쳤다. 영혼을 위하여 하나님 나라를 찾듯이 육신을 살리는 빵이라는 모든 물질을 간절히 하나님께 빌 것을 가르쳤던 것이다.

그는 인간의 영혼만이 아니고 육신까지도 온전하게 하려했던 것이다.

따라서 중세 교회의 가르침과는 큰 차이가 있다고 보아야 할 것이다. 중세 교회는 하나님과 물질세상이 하나가 아니고 둘이듯이, 인간의 영혼과 육신도 하나가 아니고 둘로서 2원론적 구조를 갖는다고 보았다.

따라서 사람이 죽으면 영혼이 몸에서 빠져 나와서 영혼이 하늘나라로 가서 영원히 살게 된다는 교리적 통념이 생겨났다. 과연 그럴까?

예수님은 십자가에서 돌아가신 후 사흘 만에 다시 살아나셨을 때 그의 몸은 무덤에 나두고 영혼만의 존재로 유령처럼 살아나신 것이 아니다. 죽은 몸을 다시 일으켜서 영혼과 육신이 온전히 하나로서 나타나셨다. 그 모습을 보고 유령인가 착각하는 제자들 앞에 손의 못자국을 직접 보이셨다. 그 후 다시 영혼과 몸을 하나로 지닌 채로 하늘로 올라가셨다고 전한다.

3. 영혼의 구원과 육신의 구원

과연 인간의 구원이란 영혼의 구원이고 육신은 흙으로 돌아가 썩고 마는 존재일까? 피조물로서 개인적 특성이 구체화된 몸은 사라지고 영혼만이 하늘에 올라 영생하는 것이 부활의 구원일까?

사도 바울은 그와 같은 질문에 고린도전서에서 답한 바가 있다.

"…누가 묻기를 죽은 자들이 어떻게 다시 살아나며 어떠한 몸으로 오느냐? 라고 하는데 참으로 어리석은 자로다…

…하나님이 그의 뜻대로 씨앗에 몸체를 주시니, 각 씨앗마다 제마다의 몸체를 주셨더니라… (고전 15:38)

한편 몸에는 하늘에 속한 몸(heavenly body)이 있고, 땅에 속한 몸(earthly body)이 있으니 하늘에 속한 몸의 영광이 따로 있고, 땅에 속한 몸의 영광이 따로 있느니라. (고전 15:40)

이와 마찬가지로 죽은 자의 부활도 이와 같으니

…육신의 몸(natural body)으로 묻히나, 영혼의 몸(spiritual body)으로 다시 살리라. 육신의 몸(earthly body)이 있은즉, 또한 영적인 몸(heavenly body)도 있느니라. (고전 15:44)

…무릇 땅에 속한 인간은 저 흙(먼지)에 의해 되어진 자들과 같으며, 하늘에 속한 인간은 저 하늘(빛)에 의해 되어진 자들과

도 같으니라.

바로 우리가 흙에 속한 인간의 형상을 입고 태어난 것 같이, (부활의 날에) 또한 하늘에 속한 인간의 형상을 입게 될 것이니라. (고전 15:49)"

사도 바울이 죽은 몸이 어떻게 살아나느냐는 의문에 대해 답한 것을 살펴보면서 생각해 본다. 과연 '몸'이란 무엇일까?

사도신경에 "몸이 다시 사는 것을 믿사오며!" 라는 구절이 있다. 몸이 다시 산다함은 과연 무엇일까?…

모든 피조물은 몸체를 갖는다. 단지 창조주만은 몸체가 없다. 왜냐하면 하나님은 모든 것 안의 모든 것이기 때문이다. 몸이라 함은 창조의 관점에서는 생명의 개체화 과정의 형태적 상징이다. 그러한 개체로서의 피조물임을 상징하는 몸체가 반드시 물질적 차원의 존재이어야 할 필요는 없다.

사도 바울이 말한 '땅에 속한 몸'은 물질적인(입자적) 육체로서 타고난 자연의 몸이다. 한편 '하늘에 속한 몸'이란 물질을 넘어서는 초자연적인(파동에너지의) 영적인 몸이다.

이렇게 바울이 말한 '땅에 속한 몸'과 '하늘에 속한 몸'이란 따로이 존재하는 두가지 몸으로 보지 말고 우리 몸 안에 양면성의 몸이 있음을 뜻한다고 보아야 한다.

중요한 점은 이 두 가지 몸이 별개의 것이 아니고 우리 몸 안에 있는 두개의 상(相)일 뿐이라는 것이다.

따라서 '육적인 몸, 땅에 속한 몸'을 '영적인 몸, 하늘에 속한 몸'으로 질적인 변화를 시키는 것이 부활이 된다. 이른 바 '죽은 자들 가운데서 다시 사는 것(죽은 자가 다시 사는 것이 아니라)'이 된다.

'죽은 자'라 함은 물질 차원의 몸을 뜻하고, '부활된 몸'이란 물질 차원의 몸이 초물질 차원의(빛과 같은) 몸으로 변화됨을 뜻한다.

(변화의 산에 올라 죽은 모세와 엘리야와 이야기하시던 빛으로 변한 예수님의 몸을 상상해 본다.)

한편 현대 과학은 한 물질이 여러 가지 형태로 존재할 수 있다는 사실을 알아냈다. 한 물질이 눈에 보이는 상태와 보이지 않는 상태, 또는 거친 물질 상태와 섬세한 에너지 상태를 오가면서 변화할 수 있음을 아인슈타인, 오펜하이머, 보어 같은 물리학자들이 밝혀낸 것이다.

사도 바울이 2천년 전에 땅에 속한 몸과 하늘에 속한 몸 또는 자연의 몸과 영적인 몸을 말한 것은 거친 물질상태와 섬세한 에너지 상태를 오가는 하나의 몸이라는 실상을 직관적으로 알았던 것이라 해석해야 하지 않을까?!…

싸이클로트론이란 입자가속장치 안에 작은 입자를 넣고 회전 가속충격을 가하면 어느 시점에서 물질이 변하여 빛의 에너지 상태가 된다. 아인슈타인은 물질이란 얼어붙은 에너지(frozen energy)라 말한바 있다. 현대 물리학적 관점에서 본다면 물질이란 실제로는 존재하지 않는다. 단지 에너지가 어떤 형태로 존재하느냐에 따라 빛이나 기체 또는 고체나 액체의 물질 형태로 5감을 통해 인지될 뿐이라고 한다.

이런 관점에서 우리의 육적인 물질의 몸이 성령이나, 우주의 신성한 빛에너지에 의해 충격을 받아서 영적인 빛의 몸으로 변하는 것을 생각할 수 있다. 이러한 영적인 빛의 몸은 중력이나 3차원의 한계를 벗어나 더 이상 물질의 형태가 아님 빛이나 파동에너지 형태의 몸으로 존재할 수 있음을 생각할 수 있다.

바로 이와 같은 양자적 변화가 예수님의 몸에서 일어났던 것이고 부활과 하늘로 오르는 세상 떠남을 통해 보여주셨다. 만일 우리에게 성령이 너무도 충만하여 몸이 높은 에너지 수준에 도달하고 동시에 의식이 충분히 고양된다면 누구에게서나 부활이 가능할 것이다.

그리스도의 차원에서는 예수의 부활이란 전혀 초자연적인 현상이 아니다. 온전히 진화된 영적차원의 에너지는 물질차원의 존재에 대하여 완전한 지배력을 가지므로 물질 속으로 침투하여 물질을 영적 에너지의 법칙에 따르도록 변화시킨다.

이와 같이 절대적으로 영적 에너지화 된 예수님의 몸은 이미 물질세계의 중력이나 물리적 법칙에 종속되는 차원을 넘어섰던 것이다.

달리 말하면 예수 그리스도의 영적 에너지가 그의 몸을 속속들이 관통하여 그의 몸은 이미 입자 상태의 물질적 특성을 벗어나 파동에너지 상태의 영적 몸으로 변화되는 것이었다. 이런 변화는 십자가의 죽음 이전이나 이후에도 여러 차례 나타났었다.

"예수님이 변화의 산에서 빛으로 변하여 모세, 엘리아와 만나던 일, 자신을 해치려는 자들의 면전에서 갑자기 모습이 사라지던 일, 호수의 물 위로 걷던 일, 문이 꼭 잠긴 가옥 안의 제자들 앞에 나타나시던 일, 그리고 하늘 위로 올라가시던 일 등등…."

이런저런 경우들에 있어 예수님의 몸은 이미 물질 세계의 중력이나 물리적 법칙을 넘어서 있는 상태이었다. 그는 습관적으로 그의 몸을 물질 세계의 법칙에 따르도록 애써 보존했던 것이다. 그래야만이 그의 제자들이나 주위 사람들이 5감을 통해서 그를 보고 느낄 수 있었기 때문이다.

만일 우리들의 몸과 영혼이 예수님과 같은 수준의 영적 진화와 기름부음(성령 빛)을 받는다면 우리 또한 우리의 물질적인 몸에 대한 완전한 지배와 한계를 초월하는 체험을 할 수 있을 것이다.

따라서 '완전한 인간'이란 몸이 없는 영혼만의 귀신같은 존재가 아니라, 영혼의 에너지가 완전무결하게 몸 안으로 침투하여 영과 육이 일체가 되고 육이 영화되어 빛의 몸 단계에 이른 사람이다. 이는 인간의 영혼이 하나님과 하나 될 때에만이 비로소 가능하다. 진정으로 하나님 아들이 되어야만이 가능한 일이다.

"새 하늘과 새 땅이 열리리니, 하나님께서 사람들 가운데 계시리라… 그리고 하나님 나라가 땅위에 선포되리라!…"

이 모든 것이 이루어지는데 우리가 '일용할 양식'은 절대적인 한 부분이 된다. 우리 몸이 빛의 몸으로 영적 에너지화 되는 자연적인(초자연이 아닌) 인간의 본성에 적합한 양식을 구하는 기도란 너무도 절실하다.

"하늘에 계신 우리 아버지! 인간의 자연스런 특성에 따라서 우리의 영육이 온전해지도록 삶에 필요한 모든 것(양식)을 주소서! 아멘!…."

6 우리가 우리에게 죄(빚)지은 자들을 용서하오니 우리의 죄(빚)를 용서 하소서…

1. 주고 받음과 빚(죄) 지음

이 기도로서 예수께서는 우주의 영원한 법칙인 '주고 받음'의 관계. 즉 '빚짐과 빚 갚음', '잘못과 용서'의 관계를 말한다. 이 '주고 받음'의 법칙에는 일정한 원리가 있다.

"…그 누구도 주는 것 보다 더 많이 받을 수 없다!"

왜냐하면 준다는 것이 받을 수 있는 용량을 키워내기 때문이다. 그릇에 담는 것은 그 용량 한계 내에서 받아 담을 수 있을 뿐이다. 내가 받을 수 있는 능력과 용량이란 나의 주고자하는 마음에 따라서 만들어지고 자라나는 것이다. 따라서 내가 가진 것을 내 이웃에게 주려는 선한 의지에 비례해서 하나님으로부터 은총을 받는다는 것은 수학 공식처럼 분명한 사실이다.

우리는 흔히 하나님께 헌금을 통해 무언가를 드린다는 말을 흔히 쓴다. 그러나 실제로는 우리는 하나님께 아무것도 드릴 수가 없다. 왜냐하면 하나님은 무한한 충만 상태 그 자체이므로 그 어떤 피조물로부터 그 무엇도 받을 수가 없는 존재이다. 하나님은 단지 한없이 주실 뿐이다. 인간이란 하나님의 형상과 모습을 닮았다고 하나 여전히 부족하고, 공허한 영 · 혼 · 육을 갖은 존재로서 세상을 살아간다. 따라서 하나님께 바친다는 생각 아래 서로에게 매일 매일 조금이나마 무언가를 채워주는(또 한편으로는 챙겨 받는) 일을 해야만 한다.

한편 이렇게 주고 받는 데도 일정한 법칙이 있다.

이 세상의 물질세계에서는 대체로 자기가 가진 것을 내주는 이들은 가난해지고 물질에 집착하고 모으는 이들은 부유해진다. 그러나 영적인 세계에서는 정반대로 나타난다. 자기 것을 남에게 주는 자가 부자가 되는 반면 주기를 거부하고 남의 것을 뺏으려 하는 자가 가난해진다. 이것이 땅과 하늘나라의 '주고 받음' 의 법칙이 다른 점이다.

만일 나의 앎을 다른 이에게 전해주면 그전보다 더 많은 앎이 나에게 생긴다. 더 많은 사랑을 베풀수록 더욱 풍요로운 사랑을 받게 된다. 하나님은 모든 것을 주시며, 항시 주신다. 그리고 그 누구로부터 아무것도 받지 않으신다. 인간도 신성에 가까워질수록 주려하는 마음이 커지고 받으려 하는 마음은 작아진다. 사탄의 마음인 완전 이기주의란 오로지 받으려고만 하는 마음이고, 천사의 마음인 완전 이타주의란 가능한 주려고만 하는 마음이다. 이기주의자란 인색한 수전노의 화신이요, 이타주의자란 풍요로운 자선가의 현신(現身)이다.

예수님께서 말씀하셨다.

"…받는 것보다 주는 데에 더 큰 행복이 있나니…"

순수한 행복이란 늘 주는 기쁨 속에 있으며 깊은 불행이란 늘 받으려하고, 뺏으려하고, 이용해 먹으려는 욕심에서 비롯된다. 남의 것을 뺏으려하고 받아내는 자는 빚진 자가 된다. 남에게 뺏기고, 내주고, 이용당하는 자는 빚을 빌려준 자가 된다. 과연 빚진 자가 빚을 준자보다 더 행복할까?

2. 용서란 무엇인가?…

진정한 행복이란, 뺏길 수 없고 소멸되지 않는 보화를 소유하는 데에 있다. 이런 영원한 보물이란 오직 하나님에게서만 볼 수 있다. 또한 이 보물은 오직 받을 줄 아는 이만이 받을 수 있는 것이다. 받을 줄 아는 이가 된다 함은 설령 이웃에게 내 소유를 모두 내준다 해도 얼마나 너그럽고, 넉넉한가 하는 내적인 마음 자세에 따라서 다르다는 것이다.

준다는 것! 나의 것을 내어 주는데도 크게 두 가지가 있다.

하나는 내가 소유한 재산, 지식, 기능 따위를 내어주는 것이다.

또 하나는 나 자신, 나의 몸과 마음, 나의 사람됨 그 자체를 주는 것이다.

내가 소유한 것을 내주는 것도 쉬운 일이 아니나 나의 사람됨, 나의 체면, 자존심, 인격을 내어 주는 것은 더더욱 힘든 일이다.

내가 좋아하는 사람을 위해서 주는 것도 쉽지 않거니와 싫어

하는 이를 위하여 나를 내주는 것은 더욱 어려운 일이다.

'주다'는 말은 영어로 'give'라 한다. 'give' 앞에 '완전히'란 뜻의 접두어 'for'를 합성한 것이 'for + give'로서 '완전히 주다'는 뜻이 본래 의미다. 'forgive'란 '완전히 주다'는 뜻에서 '용서하다'로 사용하게 된 것이다.

용서란 잘못한 이를 벌하지 않거나 복수하지 않는다는 뜻이 아니다. 참된 용서란 내게 빚진 자에게 받으려 하지 않고 더 많은 것을 내주는 일이다. 내게 잘못한 자에게 더 잘 해주는 것이다. 돈 주고, 마음 주고, 간 쓸개까지도 빼주는 것이다.

"…오리를 가자 하면 십리를 가주고, 왼뺨을 때리면 오른뺨도 내주어라!…"

'완전히 주는 것'에는 끝이 없다.

내게 못되게 구는 사람, 열 받게 하는 사람, 속임수를 쓰는 사람들과 마주앉아 얘기 들어주고, 밥 먹어주고, 욕 먹어주고, 함께 살아주고, 그러다가 예수님 같은 분은 죽어 주기까지 하셨다.

내가 좋아하는 사람들에게 '완전히 주는 것'이 사랑이라면, 내가 싫어하는 사람들에게 '완전히 주는 것'이 용서라 하겠다. 결국 용서와 사랑은 하나이다. 사랑하므로 용서해주고, 용서해 줌으로써 사랑을 이룬다.

"원수를 사랑하라…!" 예수님 말씀은 곧 "모두를 용서하라…!"로 통한다.

다시 예수님이 가르치신 우리의 기도를 음미해 본다.

위에서 살펴본 '용서(forgive)'라는 '온전한 줌'의 뜻 말대로 예수께서 우리에게 잘못을 범한 자, 빚을 진 자에게 보다 지극히 '온전한 줌'을 베풀고 살라는 뜻도 되겠다.

그러나 용서란 말을 라틴어 성경에는 'dimittere, 디미테르'라고 쓰여있다. 이는 '온전한 줌'의 용서(forgive)보다는 영어의 'demit, 해산시키다'에 가까운 말로서 '힘들게 붙들지 않고 자유로이 내버려 둔다'는 뜻이다. 즉 우리에게 잘못한 이를 용서하오니(힘들게 붙들지 않고 자유로이 내버려 둘 것이니, 집착하지 않고, 그대로 흘려 버릴 것이오니) 우리의 잘못 또한 아버지께서 너그러이 보살펴 주소서!…

집착하지 않고 흘려 버린다는 의미의 용서란 'forgive'보다 'forget'에 더 가깝다. 무엇을 잊어버릴 것인가?!… 무엇을 잊어줄 것인가?!…

그 누군가가 내게 갚을 빚이 있다거나, 내가 누구로부터 받을 빚이 있다는 그 사실 자체를 잊어 버리는 것, 잊어주는 것이다.

'완전히 주는 것' 가운데 '잊어 주는 것'이 가장 큰 용서이리라!…

3. 용서하지 못하는 '나'란?… 작은 '나'와 큰 '나'!

살다보면 우리는 흔히 모욕을 당했다고 분노할 때가 있다. '나'를 우습게 보고 '나'에게 망신을 주었다고 흥분하는 '나'는 과연 누구일까?

'나'를 자아(自我)라고 하는 까닭은 나 안에 하늘을 닮아 스스로 그런 '자(自)'가 있기 때문이고, 동시에 자신의 무게중심을 향해 모든 것을 잡아 당기는 나 중심의 '아(我)'가 있음이다.

아전인수(我田引水)와 아집(我執)의 '아(我)'가 하늘 닮아 허허한 '자(自)'와 함께 하나로 살고 있는 존재가 바로 '자아(自我)'로서의 '나'이다.

육적인 나, 겉 사람 나, 에고(Ego)의 나(我)는 땅에 속한 사람이다. 땅에 속한 나(我)는 흙으로 빚은 그릇이나 거기에 담긴 물과도 같다. 세상 사람이 지나가면 부딪치고 출렁이게 마련이다. 부딪친 그릇은 금 가기 쉽고 손이 스쳐간 물이란 더러워지게 마련이다. 땅에 속한 나는 사람들과 부딪치고, 더럽혀질 때마다 에고(Ego)가 손상되고 모욕을 당했다면서 화를 내며 이를 간다.

한편 영적인 나, 속사람 나, 셀프(Self)의 나(自)는 하늘에 속한 사람이다. 하늘에 속한 나(自)는 "너희는 세상의 빛이다."는 말씀처럼 환한 빛 같다. 빛이란 세상 사람이 지나가도 부딪침이 없고 흐려지지 않는다. 남들이 손으로 막고 몸으로 가린다고 '빛의 환함'이 손상되거나 더럽혀지지 않는다. 하늘에 속한 빛 같은 나(自)는 세상 사람들에 의해 어떤 경우에도 모욕되어질 수 없는 존재이다. 신성에 참여한 나이기 때문이다.

하나님을 향해 기도하는 가운데 육적인 나, 에고(Ego)의 나(我)가 소멸되고 비워지고, 그대신 영적인 나, 속사람의 나(自)가 성숙되고 채워진다. 땅에 속한 중탁한 기운이 소멸되고 하늘에 속한 빛 같은 '환함'이 살아난다.

이 '환함'이 충만 할수록 남들에 의해 모욕 당해지지 않고, 속상해지지 않는 온전한 '나'로 변해간다. 내가 보다 온전해지는 길은 하나님 아버지께로 더 가까이 나아가는 것이며, 그 길은 사랑과 용서의 실천으로만 이루어질 수 있으리라.

4. 어떻게 용서하며, 용서 받을 수 있을까?…

땅에서 땅에 속한 사람들 틈에서 사노라면 우리의 에고(Ego)는 이리저리 당하고 손상받게 되어있다. 너무 많이, 너무 자주 '당하면서' 사노라면 만성적인 '당함 콤플렉스'에 빠지게 된다. 실제로 그 누구도 자기를 욕하지 않는데도 만성적으로 손상된 에고(Ego)는 누군가가 자신을 모욕한다고 쉽게 생각하게 된다. 이 지경에 이르면 문제가 심각해진다. 어떻게 해결할 것인가?…

어떤이는 모세의 율법을 따라서 '눈에는 눈', '이빨에는 이빨'

로 맞설 것을 가르친다.

또 어떤 이는 한 걸음 나아가 상대의 잘못, 욕보임을 용서하고 화해하라고 가르친다. 이는 욕보인 사람과 욕본 사람을 같은 차원에 세워놓고 서로 악수하고 돌아서는 수평적인 용서이다. 얼마든지 또 다시 부딪칠 소지를 가진 채로 사는 셈이다.

그렇다면 보다 이상적인 용서란 어떤 것일까?

하늘을 나는 비행기가 땅의 자동차와 부딪칠 수 없다. 마찬가지로 철든 대학생에게 유치원 아이가 욕하며 덤빈다고 싸움이 되질 않는다.

나 자신이 세상 사람들보다 우월하다는 망상에서가 아닌 진정한 자기성찰, 자기성숙을 통해 '하늘에 속한 나'를 만나야 한다. 수평적인 땅의 에고(Ego)를 나에게서 털어내고 수직적인 하늘의 빛을 나 안에 충만케 해야 한다.

인간이 할 수 있는 최고의 용서란 지극한 노력 끝에 육보다 영, 에고(Ego) 보다 셀프(Self), '아(我)' 보다는 '자(自)'가 앞서는 '업그레이드 된 나'를 세상 사람들과 하나님 앞에 온전히 드리는 것이다.

말년의 간디에게 한 영국기자가 물었다. "정치적으로, 종교적으로 혼란스런 현실 속에서 적대자들로부터 많은 모욕을 당하셨을 텐데 어떻게 그들을 용서하셨는지요?" 간디는 그 기자에게

웃으며 답했다.

"나는 한번도 그 누구로부터 모욕을 당했다고 생각한 적이 없소. 따라서 남을 용서한다는 것을 모르고 살았다오!"

십자가에 매달려 고통스러워하던 예수님께 주변 사람들 모두가 조롱하며 빈정거렸다. "네가 하나님 아들이라면 너 자신부터 구원해 보라…"고, 그때 예수님 하신 말씀.

"…아버지여, 저들을 용서하소서. 저들은 자기가 무엇을 하는지를 알지 못합니다!… (누가 23:24)"

"…하늘에 계신 우리 아버지! 우리가 우리에게 잘못한 이들을 볼 때에 그럴만한 사정이 있으려니 하고 흘려버릴 것이오니, 아버지께서도 우리가 잘못한 바를 너그러이 헤아려 주시기를 간절히 바라옵나이다!… 아멘…."

7 우리를 시험에 들지 않게 하소서…

1. 시험이란?… 시험에 든다는 것은 무엇인가?…

예수께서 성령에게 이끌리어 광야를 나아가 사십일간 금식하신 후 마귀에게 시험을 받으신다. 돌을 떡으로 만들 수 있는가? 성 꼭대기에서 뛰어내려도 안 다치는가? 천하만국과 그 영광을 얻기 위해 마귀 앞에 엎드려 경배하지 않겠는가? 하는 세 가지 시험에 들었다고 전한다.

왜 성령께서 예수를 시험을 치르게 하려고 자기 갈등 구조 안으로 밀어 넣었을까? 하나님께서 예수로 하여금 시험에 떨어져서 패배자가 되게 하려는 나쁜 의도는 아니었던 듯싶다.

'시험에 들고', '시험을 치른다'는 것은 모든 존재가 한 단계 위로 진화하기 위해서 반드시 겪어야 할 통과 의식으로 하나님의 세상에서 필연적인 진화의 법칙이다.

광야에서 받은 예수님의 시험이 그러했다. 따라서 우리를 시험에 드는 일이 없이 무사안일하게 살게 해달라는 기도가 될 수 없다. 시험 없는 삶을 하나님께 비는 것이 아니고 시험이 닥칠 경우 잘 헤쳐나갈 수 있는 힘과 지혜를 달라고 비는 기도일 것이다.

성경으로 볼 때 인간이 겪은 첫 번째 시험은 에덴동산에서 였다. 성경 주일학교 수준의 가르침에 따르면, 에덴동산의 아담은 거의 천사 수준이었다. 하나님과 완전한 대화가 가능했던 순수한 영혼의 어린 아이 같은 인간이었다고 한다. 그러던 어느 날 뱀으로 상징되는 하나님의 적 '사탄'의 유혹에 빠진 것이 인류에게 첫 번째 시험이었던 셈이다. 결국 시험에 든 아담과 이브는 선악과를 따먹고 하나님을 배신하는 죄를 지었다.

그것이 지금까지도 인류에게 원죄로 남게 되고 에덴동산의 고품격 낙원에서 쫓겨나 타락한 죄인의 고통스런 삶을 꾸려간다는 것이다.

과연 그럴까?…

성서 공부가 깊은 이들에 의하면 또 다른 해석이 가능하다.

2. 에덴동산의 시험

이 세상이 생겨나고 인간이 생겨날 무렵 원시상태의 인류란 동물의 수준이었다. 창조주 하나님이 만들어준 생명정보 프로그램(본능)에 따라서 종족 보전의 삶을 자동적으로 살아갈 뿐이었다. 동물수준의 인간에게는 본능적인 집단의식이 있을 뿐 개체로서의 의식이나 자유 의지가 발달하지 못한 상태였다. 이런 수준의 삶이란 밝은 태양아래 밀림 숲에서 한가로이 노니는 원숭이들의 모습을 떠올린다. 어떻게 보면 지상 낙원에서 근심 걱정을 모르고 사는 에덴동산의 행복이다. 에덴 숲의 원숭이 들은 하나님의 프로그램(본능)에 따라서 살아갈 뿐, 제멋대로의 엉뚱한 짓이나 시키지 않은 행동을 할 줄 몰랐다. 이른바 죄를 지을 줄 몰랐던 것이다.

세월이 지나면서 원시 인류는 진화를 거듭했다. 그러던 어느 날 뱀으로 상징되는 '지성'이 인간의 머리 속에서 눈을 뜨기 시작했다.

(뱀이란 성경이 쓰여 질 당시의 서양 문화권에서 지성의 상징으로 인용되곤 했다. 그래서 지금까지도 의학이나 약학을 상징하는 문양에 뱀이 등장하는 것이다. 예수님도 제자들에게 이르셨다. "너희는 비둘기처럼 온유하되, 뱀처럼 지혜로워라!")

뱀의 속삭임(지성의 각성)으로 시험대에 오른 에덴 동산의 인간은 과감하게 선악과를 먹음으로서 하나님의 명령(본능 프로그램 단계)의 굴레를 벗어난다. 아담은 스스로 판단하고 선택하는 자유의지를 갖춘 자의식(Ego)의 인간으로 진화한다.

그는 스스로가 좋고 싫은 것, 옳고 그른 것을 분별 선택하는 지성과 자유 의지로 새로운 삶을 찾아 에덴 낙원의 삶을 청산하고 떠나게 된다. 비록 스스로를 먹여 살려야 하는 새로운 고통을 감수하고라도 자유 의지와 자기(Ego)의식의 인간으로 살아가게 된다. 이와 같이 아담을 통해 '진화를 위한 시험'과 '시험을 통한 진화'라는 인류 발전의 보편적인 현상을 '모세'는 '창세기'에서 설명하려 했던 것이다.

그러나 문자적으로 성경을 해석하면 인간은 하나님과의 약속을 어기고 사탄(뱀)의 꼬임에 빠져 선악과를 따먹는 죄를 짓고 에덴 낙원에서 쫓겨나서 타락한 꼴이 되었다는 주일학교 수준이 되고 만다.

아담과 함께 창조된 동물들은 지금까지도 에덴 동산의 삶을 살고 있다. 인간은 에덴에서 추방된 것이 아니고 큰 섭리 가운데 진화의 프로그램에 따라서 지성이 눈뜨고, 자아(Ego)의식이 생겨나 스스로 에덴 동산을 떠났다. 이것이 바로 하나님의 큰 뜻이자, 시험이며, 창조의 프로그램인 것이다.

이와 같은 에덴 동산으로부터의 추방이 아닌 탈출은 오랜 역사를 두고 인류 의식의 진화라는 측면에서 이해될 수도 있겠으나, 한 인간의 일생을 통해서도 쉽게 알 수 있다.

갓 태어난 어린아이가 부모의 품안에서 순종하며 편안하게 자라는 시기가 바로 에덴 낙원에서 하나님 말씀을 잘 따르며 잘 살던 아담의 시절이다. 어린이가 커 가면서 점차 세상분별과 자기주장이 뚜렷해지는 시기가 오게 마련이다. 이른바 사춘기를 거쳐서 어른이 되어가는 과정으로 지성이 발달하고 자의식(Ego)

에 눈이 뜬다.

자신은 하나의 독립된 인간으로, 더이상 부모님 말씀대로 살기 싫고 나만의 인생이 따로 있다고 생각하게 된다. 더이상 부모님의 말씀을 듣지 않고, 자기가 원하는 대로 살겠다면서 부모님 집(에덴낙원)을 떠나거나 또는 쫓겨나게 된다. 그리고 이마에 땀 흘려서 일해야 그 소산을 먹게 되는 고달픈 인생살이로 뛰어드는 것이다.

3. 탕자의 시험

예수님의 탕자의 비유 (누가 15:11)도 실상은 이와 같이 '시험과 진화'를 통한 인간과 하나님의 온전한 만남을 극화한 것이리라.

…어떤 사람에게 두 아들이 있는데, 큰 아들은 아버지 말씀대로 잘 따르며 사는 반면, 그 둘째가 자라서 아버지에게 상속받을 재산 중 제 몫을 미리 챙겨 달라고 청한다. 그 후 둘째는 아버지 집을 떠나 먼 나라로 가서 아버지가 준 재물을 다 탕진하고, 마침내 돼지를 치면서 살게 되었다. 이마에 땀을 흘리며 돼지를 치어도 배를 채울 수 없고, 이대로 지쳐서 죽을지 모른다는 생각이 들게 되었다.

결국 둘째는 떠나온 아버지 집을 그리워하고 돌아가고 싶어진다. 그러나 그는 스스로를 부끄러워하며 자기는 하늘과 아버지께 죄를 얻었사오니, 지금부터 아버지 아들이라 하지 마시고 하나의 일꾼으로 받아달라고 청한다.

그 아버지는 소를 잡아 크게 잔치를 베풀고 둘째를 환영했다. 이를 알게 된 큰 아들 첫째가 속이 상했다. 자기는 아버지를 여러 해 섬기며 명을 어긴 일이 없거늘 나를 위해 염소새끼 하나 잡아준 일이 없었다고 불평한다. 화가 난 첫째 아들에게 아버지가 타이른다.

"…너는 항상 나와 함께 있으니 내 것이 다 네 것이로되 네 동생은 죽었다가 살았으며 잃었다가 다시 얻었기로 잔치를 크게 베푸는 것이 마땅하니라! (누가 15:32)"

이 유명한 탕자의 비유를 예수님께서 길게 말씀하신 이유가 어디 있었을까? 방탕한 아들을 용서하고 다시 받아주며 오히려 말 잘 듣는 큰 아들 보다 더 위해주는 아비의 큰 용서와 사랑을 강조하려는 단순한 덕담 정도 였을까?…

예수님은 늘 심오한 은유법의 비유를 즐겨 쓰신다.

어쩌면 에덴 동산 같은 아버지 집에서 두 아이가 자라서 큰 아들은 아비(하나님) 말씀에 늘 순종하면서 명령을 어긴바 없이 아비 집에서 계속 살아 왔다. 이른바 착한 아담이다. 둘째는 나이 들어 생각이가 커지자 (선악과를 따먹고) 아버지 재산부터 계산해서 자기(Ego)의 몫을 떼어 달라며 가출을 계획한다. 아비(하나님)와의 완전한 분리, 즉 에덴낙원에서 떨어져 나가는 시험에 들게 된 셈이다. 이런 과정에서 눈물을 흘리며 말리는 어머니 모습이나 아버지의 꾸지람 따위는 언급이 전혀 없다. 이 점이 탕자의 비유가 일상의 단순 감동 스토리가 아님을 느낄 수 있다.

탕자의 비유에서 둘째 아들은 자기가 원하는 대로 인생유전을 겪으면서 결국 돼지를 치며 '스스로 이마에 땀을 흘리며 일해서 먹고 사는 삶'을 체험한다. 그리고 제멋대로 까불어봐야 고생만 죽도록 하고 결국 굶주리다 '흙으로 돌아가는 인생'임을 깨닫고 비로서 떠나온 아버지(하나님)집을 그리게 된다.

자기(Ego) 만족을 찾아 헤메던 삶이 '하늘과 아버지에게 죄를 얻었음'을 고백하고 아버지 아들 자격이 없으니 종으로라도 받아줄 것을 탄원한다.

아버지(하나님)와 자신이 별개라고 생각하고 집을 나간 아들이 자신의 어리석음을 깨닫고 다시 하나되기를 간청하는 것도 또 하나의 더 큰 시험이다. 자기 중심의 삶에서 하나님 중심의 삶으로 바꾸고 싶은 또 한번의 '큰 시험'을 거치게 되는 셈이다.

그것은 떠나온 낙원을 다시 찾아 돌아가는 귀향의 큰 시험이다. 이때 탕자의 아버지는 돌아온 아들을 기뻐하고 받아준 것이다. 아들이 '죽었다가 살아나는 시험'을 잘 통과했기 때문이다.

4. 죽었다가 살아나는 시험

에덴동산의 하나님께서 아담과 이브에 이르셨다.

"…동산 중앙에 있는 나무의 실과(선악과)를 먹지도 말고 만지지도 말라. 너희가 죽을까 염려하노라. (창 3:3)"

둘째가 집을 떠나 제멋대로 탕진한 자기(Ego)만족의 삶이란 바로 너희가 '죽을까' 염려하신 하나님 말씀대로 '죽은 삶'이었던 것이다.

아무리 현세의 쾌락이나 고통 속에 몸부림을 쳐도 결국 '흙에서 나와 흙으로 돌아가는 '죽은 자의 삶이다. 자신이 죽은 자임을 모르거나 이대로 죽어도 좋다며 살다가 흙으로 돌아 가는게 거의 대부분 사람들의 삶이다.

그러나 그 중에는 '죽었다가 다시 살아나는' 큰 시험에 드는 사람들도 있다. 제멋대로 살다 아버지 집을 그리며 돌아가려는 탕자가 바로 그렇고, 매일 죽었다가 다시 살아난다는 바울의 고백 또한 그러하다.

모든 인간은 일차로 '작은 나, Ego'에 눈뜨고 자기 만족을 찾아 '실낙원의 시험'에 들게되며, 이차로 '큰 나, Self'에 눈뜨고 철이 들어 아버지 마음을 헤아리며 '귀향의 시험'에 들게 된다.

이렇게 일차 시험과 이차 시험 사이에서 인간은 끊임없는 자기(Ego)와의 싸움을 벌이게 되며 끊임없이 뱀의 속삭임에 시달리게 된다.

5. 뱀의 속삭임!… 사탄의 유혹이란?…

에덴동산의 아담과 이브 그리고 뱀을 앞에 두고 하나님께서 이르셨다.

"…너(뱀)의 후손도 여인의 후손과 원수가 되게 하리니 여인의 후손은 네(뱀)머리를 상하게 할 것이요. 너(뱀)는 그의 발꿈치는 상하게 할 것이니라… (창 3:15)"

우리가 산길을 가다 뱀을 만나면 뱀은 사람의 발꿈치를 물으려하고 사람들은 뱀 대가리를 짓이겨 버리는 일이 생긴다. 그것이 일찍이 하나님께서 저주를 내려서 그렇다고 목청을 돋구는 이들도 있을 법 하다.

그러나 그게 그런 것이 아니다.

여인의 후손들이 뱀의 머리를 상하게 한다 함은 무엇일까?
뱀의 머리란 자기(Ego)중심으로 선악을 구분하고 이기적인 욕심으로 교활한 꾀를 내며 사는 것을 뜻한다. 그런 삶 속에 인간은 어느 날 뱀처럼 사는 자기 자신이 결코 행복하지 못하다는 것을 알게 된다. 그런 자기 삶에서 벗어나고픈 마음이 생긴다는 것이다. 자기 안의 뱀 대가리를 죽여 버리려는 시험이다.

그러나 한편으로 이기적인 자기중심의 삶을 벗어나서 이웃과 하나님을 생각하며 산다는 게 쉬운 일이 아님을 알게 된다. 하늘에 속한 나를 찾아가는 길은 험하고 좁아만 보인다. 또다시 뱀머리의 사고방식대로 사는 것이 좋겠다는 생각이 나의 발꿈치를 물게 된다. 바로 '뱀의 속삭임' 이른바 '사탄의 시험'에 들게 되는 것이다.

사탄의 시험을 치르게 하는 사탄이란 과연 무엇일까?!…

뱀으로 상징되는 사탄이란 결코 뱀같은 흉물스런 존재나 괴물이 아니다. 사탄이란 어떤 특정한 정신 상태나 의식 수준을 뜻하는 말이다. 사탄을 적그리스도(anti-christ)라고 하듯이 그리스도 정신인 이웃사랑, 박애정신, 이타주의에 반대되는 마음이다. 나를 위해 남을 짓밟는 극도의 이기주의적 마음상태가 바로 사탄이며 그로 인해 사악한 인간이 되는 것이다. 사탄은 결코 머리에 뿔이 나고 검정 망토를 입은 악귀같은 존재가 아니다. 그것은 대중교육을 위한 방편일 뿐이다.

…여기 한 아이가 있다. 그가 커서 결혼을 한다. 부모를 모시고 한 지붕 아래 한 가족으로 살 수도 있었다. 그러나 옆의 아내가 말한다. "부모님은 당신네들 인생이 있고 우리는 우리의 삶이 따로 있으니 분가해서 따로 살자고…." 아들은 부모님을 모시고

잘 살고 싶으나 아내의 뱀 대가리 시험을 이기지 못하고 집을 나와 딴 살림을 차린다.

아내와 둘만의 생활을 제멋대로 즐기며 한참 살다보니 하얗게 늙으신 부모님들이 외롭고 딱해 보인다. "이제는 돌아가실 날도 얼마 안 남았으니 부모님을 모시고 살자…." 아들이 말해본다. 아내는 저 좋을대로 살다보니 새삼 노인네들 신경 쓰고 살 엄두가 나지 않는다. "노인네들께 좀 미안스럽지만 그냥 이대로가 좋아요…." 아내는 독 오른 뱀처럼 머리를 받짝 쳐든다. "부모님 돌아가시기 전에 효자아들 노릇 한번 해야지!" 하던 아들은 아내의 뱀 대가리를 짓이기지 못하고 결국 주저앉고 만다. 사탄의 시험에 손 들고 만 셈이다.

마침내 세상 떠난 노인네를 땅에 묻으며 아들은 탄식한다.

"내가 하늘과 부모님께 큰 죄를 얻은바 있으니!…"

"시험에 들지 않게 하소서!"란

"자기 만족과 욕심에 빠져 이웃 사랑과 하나님을 잊어버리는 죄를 짓지 않도록 하소서!…"

"사탄의(이기적 욕심) 시험을 이겨낼 수 있도록 하나님께서 도와주소서!…"

하는 기도이리라.

8 다만, 악에서 구하소서…

1. '악' 이란?… '악' 에서의 구원이란?…

앞서 '시험에 들게 하는 것' 이 바로 하나님의 큰 뜻임을 살펴본바 있다. 왜냐하면 시험에 들지 않고서는 인간의 자기완성이라는 발전의 가능성이 없기 때문이다. 자기 완성이라 함은 이기적인 자기(Ego)의식을 넘어서 우주적 자아 의식으로 확장하는 것이며 나 중심의 일방적인 이기심을 상대와 나 사이에 쌍방통행의 사랑으로 변환시키는데 있다.

본래 원시상태의 인간은 동물적 본능 수준에 머물러 살려하지 않고 시험에 들어(선악과를 따먹고는) 자기(Ego)의식을 갖는 수준으로 올라섰다.

그러나 오늘날까지도 절대 대다수의 사람들은 자기(Ego)중심적 수준에서 머물며 우주 중심적 사유, 그리스도 중심의 사유 단계로까지는 성숙하지 못하고 말았다.

악에서 구해 달라는 기도 가운데 '악' 이란 무엇일까?

'악' 이란 바로 우리가 자기(Ego)중심의 의식 상태에서 나를 위해서 남을 희생시키며 사는 것, 또는 죄를 지으며 살 수 밖에 없는 삶의 수준에 타협하고 안주하는 것이다.

'악'의 의미를 이렇게 본다면 "악에서 구하소서!"란 너무도 자명해진다. 그것은 살인, 간음, 거짓말 등등의 나쁜 짓을 하지 않게 해달라는 탄원일 수도 있겠다. 그러나 보다 근원적인 '악에서의 구원'이란, 의식의 차원을 한 단계 높이는 거듭남, 자기진화에 있는 것이다.

예수님 가르침 가운데 '달란트'의 시험이 있다.

주인에게서 종자돈으로 달란트를 받은 종들 가운데 어떤 이는 열심히 노력하여 원금을 늘려 놓는가 하면 세 번째 종은 받은 달란트를 그대로 묻어놓고 지내고 말았다. 그 세 번째 종은 자신의 잠재된 능력을 개발하지 않고 그대로 안주하여 썩혔기 때문에 주인으로부터 '악하고 게으른 놈'이라는 심판을 받는다.

인간은 하나님으로부터 받은 자유 의지와 재창조의 능력이 있다. 이로써 자기 자신을 부단히 발전시켜 자기의식을 한 단계씩 끌어 올려야 한다. 하나님의 형상이 잠재된 인간이 본능적 삶의 수준이나 자기(Ego) 만족 수준의 삶에 안주하는 것을 '악'이라 한다. 한편 자유의지로서 하나님 앞에 나아가 하나되려는 의식의 진화를 '악에서의 구원'이라 할 수 있겠다.

2. 나(Ego) 중심에서 그리스도 중심이 될 때에 그것이 가능하다.

선악과를 먹고 눈이 밝아져서 자신의 손해와 이익만을 따지는 이분법적인 '지성'에 얽매여 사는 것을 성경적으로 '루시퍼(Lucifer)'의 노예가 된다고 한다. 나의 의식 수준이 '루시퍼'의 지배 아래 머물러 한 단계 위의 '로고스(Logos)'를 만나지 못하고 사는 상태를 지옥(라틴어 : infernu)이라 한다.

라틴어로 지옥(infernu)이란 차원이 낮고 열등(inferiore)하다는 의미에 뿌리는 두고 있다. 이처럼 낮은 차원의 정신세계인 '루시퍼'의 지배를 벗어나서 한 차원 높은 '로고스'의 세계로 올라서려면 자신의 의식 수준을 진화시키고 거듭나는 길밖에 없다.

거듭나기 위하여 인간은 자기중심의 이분법적 의식수준인 '루시퍼, Lucifer'를 넘어서 한 차원 더 높은 '로고스, Logos'를 만나야 한다. 스스로 그런 나(自), 하나님 닮은 우주적 자아를 찾아야 한다. 인류가 이와 같이 한 단계 더 높이 진화할 때에 비로소 이 땅위에 하나님 나라가 임하고 나만의 이기주의가 사라지고 보편적인 이웃 사랑이 자리잡게 되며 인간은 죄와 악으로부터 자유로워진다.

이와 같이 '에고(Ego)'의 나를 벗어나서 하나님의 신성에 참여한 '참 나'를 찾아가는 과정을 '그리스도화'라 하며, 회개, 구원, 거듭남으로 이루어진다.

'다만 악에서 구하소서'의 '악'이란 결국 한마디로 요약한다면 그것은 인간의 '자기 우상화'이다. 자기를 마치 하나님인양 떠받들고, 신성시, 절대시 하는 '자기숭배'이다.

"내가 누군줄 알아?!… 나한테 까불지 마!… 내 성질 건들지 마!…"

'나'를 높이고 내세우는 순간 '악'을 행하고 '지옥'에서 살게 된다.

우물 안 개구리 같은 나(Ego) 수준에서 나 스스로가 벗어나야 한다. 우물 밖 넓은 하늘을 바라보아야 한다. 하늘 빛 같은 그리스도의 환함 가운데로 다가서려고 노력해야 한다. 나 중심 에고이즘(Egoism)에서 이웃 중심의 크리스천니즘(Christianism)으로의 초월적 변화가 진정한 자아의 실현이며 자기 완성과 영생의 길이다. 그 길에 설 때 비로소 우리는 '악에서 구원'을 받는다.

*책_을_끝_내_며···

1. 이 책을 쓰는 동안 몸과 마음이 벅차고 힘든 순간이 많았습니다. 그럴 때면 나도 모르게 긴 숨을 몰아쉬며 중얼거리게 되었습니다.

'…아버지께서 모든 것을 주셨습니다!…'

옆에 아내가 묻습니다. 도대체 무엇을 얼마나 받았기에 같은 소리를 자꾸만 되풀이 하느냐고… 막상 듣고 보니 대답할 말이 없습니다. 정말로 내가 받은 게 무엇이며 또 얼마나 받았을까!… 그 순간 문득 내 입에서 말이 저절로 흘러 나왔습니다.

'…모든 것 안의 모든 것!…'

2. 1870에 오스트리아 의사 셈멜와이즈(Samellweis)는 의사들의 손에 나쁜 기운이 있어서 수술 후 환자들이 잘 죽는다고 '손을 씻고 수술하라!' 고 외치고 다녔습니다. 당시 동료 의사들은 자기 손에 이상이 없다며 그를 미친 놈으로 몰아 세웠고, 마침내 셈멜와이즈는 정신 병원에 갇혀서 비참하게 죽고 말았습니다.

그 후 현미경이 발명되고 세균의 존재가 발견되었고, 의사들 손의 세균이 환자에게 옮겨져 수술 받은 환자들이 잘 죽는다는 사실이 밝혀졌습니다.

이 책에서 나는 어려운 현대병을 고치려면 생명전기를 충전하는 생명의 빛을 받으라고 말합니다.

눈에 보이지 않는 생명의 빛을 측정하는 새로운 기계가 발명되고 그 빛의 존재가 증명되는 날이 오기를 고대합니다.

지금은 오-링 테스트라고 하는 근력반응 검사를 통해 간접적으로나마 그 빛의 존재와 작용을 더듬어 볼 수 있어 참으로 다행한 일입니다.

눈에 보이지 않는 세균의 존재를 감지하고 '손을 씻으라!' 외치던 의사는 끝내 미친 사람으로 죽고 말았으나 눈에 보이지 않는 빛을 받아 병을 고친다고 말하는 나는 그렇게 되지 않았으면 싶습니다.

3. 실제로 오-링 테스트를 통해 힘이 크게 강해지는 것을 느끼는 이들이 있는 반면 힘의 변화를 잘 모르는 이들도 계실 겁니다.

첫째 힘의 변화를 잘 모르겠다는 분들은 이 책의 인터넷 홈페이지(www.토리노 성의 치유.com)에서 오-링 테스트 방법을 잘 익히신 후에 다시 한 번 시도해 보시기 바랍니다. 몸을 통한 깨달음에도 최소한의 공부와 시행착오가 따르는 법입니다.

둘째, 힘이 크게 강해지는 것을 느끼고 빛의 존재에 대해 확신과 신비로움을 느낀 분들이 계실 겁니다. 그 분들은 축복받은 분들입니다.

그 빛을 향해 계속 정진하시는 가운데 보다 건강하고 행복해지시기를 소망합니다.

셋째, 힘이 크게 강해지는 것을 몸으로 느꼈으나 마음 속으로는 그런 현상을 부정적으로 보시는 분들도 계실 겁니다. 이런 분들은 우상숭배라는 부정적인 선입견이 강해서 그 어떤 형상물에도 관심을 갖지 않으려 하십니다. 특히 신앙생활을 나름대로 오랫동안 잘하시는 분들 가운데 그런 분들이 많아서 참 안타깝습니다.

4. 십계명에 이르시기를 (하늘과 땅과 물속까지) 이 세상 사물의 형상을 본뜬 신상을 만들지 말 것이며 섬기지 말라 했습니다. 이른바 우상 숭배 금지 계명이지요. 무엇을 우상 숭배로 보는가 하는 개념이 불확실하여 많은 혼란이 있어 왔습니다. 5세기경 카톨릭교회는 모든 기독교 성화를 파괴한 때가 있었습니다. 성화도 우상 숭배라는 판단에서 비롯된 것이지요. 많은 수도사들은 이에 저항하며 성화들을 숨기고 간직하려다 목숨을 잃기도 했습니다. 그 후 교회는 성화를 다시 허용하게 되었습니다.

지금 서울에서도 십자가 형상도 우상이라고 십자가를 걸지 않는 교회도 있으며, 성모마리아 상도 백안시하는 이들도 있습니다. 각 교회 교파 지도자의 우상관에 따라서 그리하는 것이지요.

우상(Idle)이란 본래 사물의 형상을 본뜬 신상을 뜻하는 것이 아니고, 플라톤이 말한 이데아(Idea)의 반대 개념으로 파생된 말입니다. 진리를 찾는 길이란 사물 본래의 진면목, 영원한 진리인 이데아(Idea)를 찾는 것이지 겉보기는 비슷한데 진짜가 아닌, 사이비 진리인 우상(Idle)을 찾거나, 제멋대로 만들어 내거나, 현혹되지 말라는 뜻에서 나온 것이지요.

5. 이 책에서 전하고자 하는 것은 토리노 성의 그 자체가 아니라 그 위에 서린 (또는 내린) 빛을 말하고, 그 빛을 느끼고 받도록 해보자는 것입니다.

누구나 그 빛을 자꾸 바라보노라면 힘을 얻고 건강해진다는 사실입니다.

스스로의 관념의 세계에 갇히지 말고 빛을 실제로 만나 보시기 바랍니다.

또 비록 내 몸의 손 끝에서 느껴지는 힘의 변화로 '예수님 빛'을 확신하기는 어렵다 해도 그 작은 현상이 신비 체험의 시작이 될 수 있다는 사실입니다. 따라서 이 책을 통해 신비 체험의 대중화와 더불어 신비와 이성이 조화를 이루는 건강한 세상살이가 되었으면 좋겠습니다. 이 책이 삶의 무게에 지치고 병든 이웃들에게 힘이 되기를 기대합니다. 특히 치유목회에 참여하시는 분들께도 도움이 되기를 소망합니다. 더 나아가서 토리노 성의 예수님 빛 치유를 베풀고 가르치는 전문 치유센타가 건립되기를 소망합니다. 더 많은 이야기는 이 책의 홈페이지(www.토리노 성의 치유.com)에서 만나 계속되기를 기대합니다.

2007년 5월 1일 초판 인쇄
2007년 5월 5일 초판 발행

지은이 | 이의원
펴낸이 | 강지원
펴낸곳 | 큰얼기획
디자인 | 봉영선

등록 | 2007년 3월 23일 제22 - 3105호
주소 | 서울시 서초구 서초3동 1552 - 4 신화빌딩 4층
전화 | 02 - 3486 - 2838
팩스 | 02 - 597 - 2781
이메일 | bongrabbit@naver.com
ISBN | 978 - 89 - 959530 - 0 - 6